DE
L'ÉCLAMPSIE
PUERPÉRALE

PLUS PARTICULIÈREMENT ÉTUDIÉE AU POINT DE VUE

DE

Sa Pathogénie

PAR

MARIE-VICTOR-GUILLAUME ESPAGNE

DOCTEUR EN MÉDECINE

Ancien interne des hôpitaux civils (Hôtel-Dieu, St-Esprit, Charité)
et de la Maternité de la ville de Toulon-sur-Mer (1881);
Ancien élève de l'École pratique de physique et de chimie (Concours 1877);
Ancien élève de l'École pratique d'anatomie et opérations chirurgicales (Concours 1877);
Membre titulaire de la Société médicale d'émulation

MONTPELLIER
IMPRIMERIE CENTRALE DU MIDI
(HAMELIN FRÈRES)

1883

DE
L'ÉCLAMPSIE
PUERPÉRALE

PLUS PARTICULIÈREMENT ÉTUDIÉE AU POINT DE VUE

DE

Sa Pathogénie

PAR

MARIE-VICTOR-GUILLAUME ESPAGNE

DOCTEUR EN MÉDECINE

Ancien interne des hôpitaux civils (Hôtel-Dieu, St-Esprit, Charité)
et de la Maternité de la ville de Toulon-sur-Mer (1881);
Ancien élève de l'École pratique de physique et de chimie (Concours 1877);
Ancien élève de l'École pratique d'anatomie et opérations chirurgicales (Concours 1877);
Membre titulaire de la Société médicale d'émulation

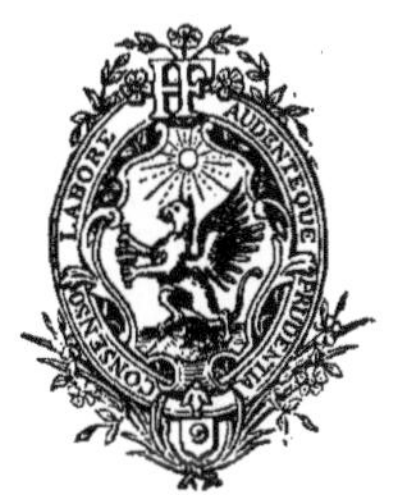

MONTPELLIER
IMPRIMERIE CENTRALE DU MIDI
(HAMELIN FRÈRES)
—
1883

A LA MÉMOIRE DE MON PÈRE

Regrets éternels !

A LA MEILLEURE DES MÈRES

Ton fils n'oubliera jamais les nombreux sacrifices que tu t'es imposés pour lui. Reçois ici ce faible témoignage de son amour filial !

A MON FRÈRE

L'ABBÉ ÉMILE ESPAGNE

ET

A MON JEUNE FRÈRE ACHILLE

Soyons toujours unis !

V. ESPAGNE.

A MON ONCLE L'ABBÉ V. ESPAGNE

Curé à St-Félix de Lodez (Hérault)

> Vous m'avez servi de guide dès mes jeunes années, vous avez été pour moi un véritable père : je vous dois tout.
> Recevez ici ce témoignage trop faible, hélas ! d'une reconnaissance qui ne s'éteindra qu'avec moi.

A MA TANTE E. ESPAGNE

> Je ne t'oublierai jamais.

A MON ONCLE V. BLAZY

ET A SA FAMILLE

A MA COUSINE B. BLAZY

> Tu es pour moi une vraie sœur, aussi je t'aime de même.

V. ESPAGNE

A MON COUSIN CH. ESPAGNE

Juge au Tribunal de première instance de Guelma
(province de Constantine, Algérie)

ET A MA COUSINE

Merci pour toute votre affection.

A MON COUSIN AD. ESPAGNE

Professeur agrégé à la Faculté de médecine de Montpellier

ET A SA FAMLLE

A TOUS MES PARENTS

V. ESPAGNE

A M. LE DOCTEUR MARTIN

A Aumessas (Gard)

Médecin de la Colonie pénitentiaire du Luc
Membre de la Société de botanique de France

Ma seule ambition est de marcher sur vos traces.

A SA FAMILLE

A MON PRÉSIDENT. DE THÈSE M. DUMAS

Professeur d'accouchements à la Faculté de médecine
Chevalier de la Légion d'honneur

A MON EXCELLENT AMI LE DOCTEUR BLAISE

Professeur agrégé à la Faculté de médecine de Montpellier.

A QUELQUES VRAIS ET BONS AMIS

V. ESPAGNE

INTRODUCTION

Nam si ullus morbus certe convul-
siones medicum exercent, ejusque in-
dustriam prudentiamque defatigant.
(HOFFMANN.)

Une des plus terribles maladies qui menacent la femme dans l'état
puerpéral est assurément l'affection convulsive désignée sous le nom
d'*éclampsie*. Brutale dans son invasion, effrayante dans son aspect et
rapidement funeste pour la mère et pour l'enfant, elle réclame de la
part de l'homme de l'art une thérapeutique décisive, une intervention
prompte, énergique, basée sur une conception rationnelle des conditions pathogéniques de la maladie. Ici, plus que partout ailleurs peut-
être, l'application d'un traitement réellement efficace est liée à la
connaissance des causes variées qui président au développement de
l'affection ; les modalités pathogéniques diverses entraînent avec elles
des moyens thérapeutiques divers : ce n'est pas sans raison, on le
comprend, ce n'est pas sans être guidé par des vues scientifiques, que
le médecin se décide à saigner une femme éclamptique, à hâter la fin
du travail par des manœuvres plus ou moins douloureuses, parfois
même à diviser l'utérus dans sa portion cervicale, pour amener la sortie rapide de l'enfant et soulager l'organe dont la souffrance semblait
être la cause du retour des paroxysmes convulsifs.

Une maladie aussi grave n'a pu manquer d'attirer l'attention des anciens médecins. On l'a désignée sous les noms divers d'épilepsie puerpérale, d'épilepsie utérine (Tissot), épilepsie sympathique (Cullen), épilepsie aiguë (Vogel), dystocie épileptique (Merrimann), dystocie convulsive (Young), convulsions puerpérales, éclampsie (Sauvages), convulsions urémiques, épilepsie rénale, encéphalopathie albuminuriques. Une richesse aussi grande en synonymes prouve bien l'importance considérable qu'on a accordée à l'étude de cette affection, en même temps qu'elle nous fait déjà pressentir les dissentiments profonds qui ont séparé les auteurs au sujet de l'interprétation de la nature d'une maladie qu'on ne distinguait pas, au commencement du siècle, de l'épilepsie, de l'hystérie ou du tétanos. Depuis Puzos, qui écrivait en 1759 que les convulsions chez les femmes grosses « sont assez souvent les suites funestes d'un mal de tête négligé », jusqu'aux auteurs modernes qui ne voient dans l'éclampsie, avec Imbert-Gourbeyre, qu'une manifestation d'un mal de Bright puerpéral ; avec Peter, qu'une typhisation urinémique, que d'opinions intermédiaires, que de théories opposées soutenues par les hommes les plus éminents! et, de nos jours encore, la pathogénie des convulsions puerpérales reste une des questions les plus ardues et des plus difficiles de la pathologie. La littérature de l'éclampsie compte un nombre d'écrits très-considérable, depuis surtout que son histoire se trouve associée à celle de l'albuminurie gravidique, des néphrites, du mal de Bright et des théories sur l'insuffisance de l'uropoïèse. Si nous n'avons pas tout lu, nous nous sommes efforcé, autant qu'il a été en notre pouvoir, de puiser directement aux sources, persuadé, avec M. Courty, que, « lorsque l'érudition vient de seconde main, elle s'égare presque infailliblement ; tout en prenant l'apparence de la science véritable, elle n'est que la fausse monnaie du savoir, et détourne l'attention du lecteur sans avoir pour son instruction une utilité réelle. »

Sur une question aussi controversée que celle de l'éclampsie puerpérale, nous n'avons ni l'espoir, ni la prétention de porter la lumière ; il y a une inconnue que la science n'a pu encore déterminer. Présenter en tête de notre travail quatre observations qui, toutes, offrent le plus grand intérêt au point de vue de la conception pathogénique, et démontrent tout au moins que toute théorie univoque, inflexible, est d'avance entachée de fausseté ; résumer l'histoire de l'éclampsie; exposer d'une façon claire et précise les opinions diverses qui ont régné dans la science ; formuler, après cette étude critique, quelques conclusions sur la nature probable de l'éclampsie et sur les indications thérapeutiques qu'elle réclame : tel a été notre but, tel est aussi le plan que nous suivrons.

On sera peut-être étonné de voir la description des symptômes placée immédiatement après la relation des faits observés. A cela nous trouvons plusieurs raisons : autant les auteurs diffèrent sur la pathogénie des convulsions, autant la description qu'ils donnent de l'accès est uniforme, et, s'il faut en croire Bailly, rien ne se ressemble tant que deux attaques d'éclampsie. Il valait donc mieux connaître l'accès au point de vue de son expression symptomatique, avant de discuter sur sa nature ; le fait d'abord, l'explication ensuite.

Avant de terminer, nous devons dire que la thèse si remarquable de M. Léon Dumas sur l'albuminurie gravidique nous a bien souvent facilité les recherches bibliographiques. Nous lui avons emprunté sa classification de l'albuminurie chez les femmes enceintes, parce qu'elle nous a paru embrasser le plus grand nombre de cas, qu'elle est simple, complète et irréprochable à tous égards.

[illegible]
[illegible]
[illegible]
[illegible]
[illegible]
[illegible]

DE

L'ÉCLAMPSIE

PUERPÉRALE

PLUS PARTICULIÈREMENT ÉTUDIÉE AU POINT DE VUE

DE SA PATHOGÉNIE

OBSERVATIONS

Observation 1re

Personnelle, recueillie à l'hôpital Saint-Éloi, dans le service de la clinique obstétricale

Primipare. — Éclampsie, albuminurie.— Extraction de l'enfant par la version pelvienne ;
mort. — Autopsie.

La nommée Marceline Pradier, célibataire, primipare, née à Cahors, domiciliée à Montpellier, âgée de vingt-trois ans, exerçant la profession de tailleuse, entre le 1er décembre 1881 à la Maternité de l'Hôpital général. Le 9 du même mois, elle est envoyée, à cause de certains symptômes inquiétants, dans le service de la clinique obstétricale, où elle doit être placée sous une surveillance active, d'après les recommandations de M. le professeur Dumas. L'examen de la malade, fait le soir même du jour de son entrée, fournit les résultats suivants : la grossesse paraît toucher à son terme ; les dernières règles ont apparu vers le milieu du mois de mars ; l'utérus s'élève à un travers de main au-dessus de l'ombilic ; la tête du fœtus est engagée au détroit supérieur ; bruits du cœur difficiles à percevoir, mais réguliers et au lieu d'élection. La grossesse n'avait été marquée par aucun phénomène anormal ; cependant, quelques jours avant son entrée à la Maternité, la femme avait remarqué que ses jambes étaient enflées, et, dans les premiers jours de décembre, l'œdème s'était accru dans des proportions très-notables. Au moment de l'examen, il était arrivé à un degré véritablement extraordinaire ; les organes génitaux externes surtout avaient acquis un volume considérable, au point de gêner sérieusement la marche ; le tronc, les membres supérieurs, la face même, tout était envahi par l'infiltration. La dyspnée est assez forte. L'auscultation des poumons ne donne rien d'appréciable : les bruits du cœur sont éloignés, profonds ; souffle à la base et au premier temps ; pas de céphalalgie, pas de troubles de la vue. La malade a des mouvements très-vifs, très-brusques ; elle est d'une jovialité qu'on pourrait prendre pour de l'excitation cérébrale. Interrogée au point de vue de ses antécédents, la malade n'accuse qu'un peu de nervosisme qui se serait manifesté à l'âge de douze ans, époque de l'établissement de ses menstrues, lesquelles, du reste, ont été depuis parfaitement régulières. Enfin un rapide examen des urines révèle la présence d'une énorme quantité d'albumine.

Nuit du 9 au 10 : agitation, orthopnée, insomnie.

Samedi, 10 décembre.— Même état ; on ordonne le régime lacté.

Dans la nuit du samedi au dimanche, la malade est très-agitée ; elle s'endort vers quatre heures du matin et sommeille jusqu'à six.

A 6 h. et demie, elle prend un bol de café et se trouve assez bien.

A 7 heures, première attaque d'éclampsie, qui ne dura pas plus de quatre minutes. La malade reprend parfaitement connaissance, ne s'est pas aperçue de ce qui vient de se passer, regarde son entourage avec étonnement et demande : « Qu'est-ce que c'est? Je dois avoir eu une fausse attaque. » Le pouls est fréquent, petit, pas dépressible. Temp., 37°5.

A 8 h. un quart, second accès, caractérisé ainsi qu'il suit : la physionomie prend un aspect étrange, le regard devient fixe, la tête se tourne lentement vers l'épaule droite, puis vers l'épaule gauche ; les yeux sont convulsés en haut et à gauche ; une raideur tétanique s'empare subitement du bras droit, qui s'élève hors du lit. C'est alors que les convulsions toniques se généralisent à tous les muscles du corps ; la langue, violemment projetée en dehors des arcades dentaires, est fortement pressée. Chaque mouvement d'expiration fait sortir de la bouche une écume sanglante ; la face est d'une pâleur mortelle. Cette période des convulsions toniques fait bientôt place aux convulsions cloniques : la figure devient grimaçante, violacée ; tous les muscles sont agités par des contractions rapides et désordonnées ; le tronc tout entier est soulevé par des mouvements de projection en avant très-énergiques. Après quatre ou cinq minutes, tout s'apaise, tout rentre dans l'ordre ; la respiration, jusque-là saccadée, entrecoupée, se rétablit ; la face se décongestionne. La malade tombe dans la résolution ; elle ouvre les yeux et demande encore avec étonnement ce qui s'est passé ; elle ne tarde pas à reprendre ses sens.

M. le professeur Damas ordonne un lavement purgatif, une potion au chloral et une saignée, qui ne peut être pratiquée à cause de l'œdème considérable dont les bras étaient le siége.

A 9 h. et demie, troisième attaque.

A 11 heures, quatrième attaque.

Malgré les inhalations prolongées de chloroforme, malgré la médication mise en usage, ces deux derniers accès présentent une intensité plus grande et aussi une durée un peu plus longue. De plus, la fin de l'accès est marquée par la respiration stertoreuse et par une somnolence de courte durée. Dans les moments de calme, la malade avale quelques gorgées de lait.

A 2 h. et demie, cinquième accès, identique aux précédents. La température est de 36°7. Les urines sont à peu près supprimées ; la malade accuse de la céphalalgie, mais pas de douleurs dans le bas-ventre. A partir de ce moment, elle entre dans un état de torpeur et de somnolence dont on a de la peine à la retirer. L'œdème des organes génitaux paraît légèrement diminué ; le toucher révèle un commen-

2

cement de dilatation et fournit, par conséquent, l'assurance que l'uté-rus ne reste pas étranger aux contractions de tous les muscles de l'économie.

On ordonne un mélange drastique, qu'on alterne avec une potion opiacée.

A 4 h. 3/4, sixième accès, avec vomissements et troubles de la vue.

A 6 h. 1/4, septième accès. Application de six sangsues derrière chaque apophyse mastoïde.— Temp. 36°5.

A partir de ce moment, la femme reste plongée dans un coma profond et dans une très-grande agitation. A 7 h. et demie, elle s'assied sur son lit, articule quelques paroles inintelligibles, ôte sa coiffe, dérange ses cheveux et retombe : nouvelle attaque; celle-ci, la dernière, est de courte durée, car, à la fin de la période clonique, la femme meurt dans un état véritablement effrayant.

L'état de l'enfant devait immédiatement faire l'objet de toutes les préoccupations, et il fallait agir sans retard. Le col était dilaté comme une pièce de 5 fr. et n'opposa pas une grande résistance à l'introduction de la main. Hâtons-nous d'ajouter que les battements du cœur fœtal étaient parfaitement perceptibles. L'enfant, après des manœuvres qui durèrent dix minutes, fut extrait par la version pelvienne. Tout compte fait, quinze minutes s'écoulèrent entre la mort de la mère et les premières tentatives de respiration artificielle ; aussi tous les efforts n'aboutirent-ils à aucun résultat. L'enfant était d'ailleurs très-bien conformé, mais semblait être de dimensions un peu inférieures à celles d'un enfant à terme.

AUTOPSIE. — *Centres nerveux* absolument anémiés ; épanchement d'aucune sorte : ni sang, ni sérosité, pas plus dans les méninges que dans les ventricules.

Thorax. — Poumons fortement congestionnés; pas de lobe hépatisé. Epanchement pleurétique; adhérences pleurales. Le péricarde renferme une grande quantité de liquide épanché. Le cœur ne présente pas d'insuffisance dans ses orifices; mais, dans l'oreillette droite, nous trouvons un énorme caillot de fibrine, dont la décoloration éloignait l'idée de formation *post mortem*.

Péritoine. — Un certain degré d'épanchement dans sa cavité.

Utérus. — Il est revenu sur lui-même et se présente sous la forme d'un globe de dimensions considérables.

Reins. — Ici semblent siéger les lésions véritablement caractéristique.— Le droit paraît de volume normal et pèse 100 grammes; le gauche, beaucoup plus volumineux, pèse 173. Nous remarquons des plaques de suffusion hémorrhagique sous l'enveloppe fibreuse qui entoure l'organe. A la coupe, les pyramides sont congestionnées, la substance corticale anémiée. L'examen histologique, fait peut-être un peu tard, n'a pas donné des résultats aussi précis qu'on l'aurait désiré. Cependant, sur des coupes bien faites, on n'a pas de peine à constater l'état trouble et granuleux de l'épithélium des tubes, un certain degré d'œdème du tissu interstitiel; le glomérule se trouve séparé de la capsule par un espace occupé probablement par de la sérosité.

Les autres organes ne présentent pas des lésions appréciables. L'infiltration du tissu cellulaire est très-considérable et généralisée.

Observation II

Prise à l'hôpital St-Éloi, dans le service de la Clinique d'accouchements
(Communiquée par M. Tapie, interne du service.)

Grossesse ; infiltration ; albuminurie. — Mort du fœtus. — Prodromes de l'éclampsie ;
danger conjuré par la saignée.

X..., âgée de vingt-deux ans, primipare, entre à la Maternité de l'Hôpital général dans les premiers jours de décembre 1881. Elle est conduite, dans le courant de la semaine suivante, à l'hôpital St-Eloi, où l'on constate ce qui suit :

Au point de vue de ses antécédents, soit personnels, soit héréditaires, rien à noter de remarquable ; la femme a joui d'une excellente santé jusqu'à sa grossesse.

La gestation paraît toucher à son terme. A l'auscultation on n'entend pas les bruits du cœur fœtal ; œdème très-considérable des membres inférieurs et des parois abdominales ; la partie supérieure du corps n'est pas envahie par l'infiltration ; urines rares et renfermant une énorme quantité d'albumine.

Les symptômes nerveux sont très-accentués ; la femme ressent une grande faiblesse ; elle est agitée, tourmentée; son pouls est petit et fréquent ; céphalalgie très-forte ; enfin, symptôme capital, la vue, qui avait toujours été excellente, est allée s'affaiblissant depuis trois jours ; en ce moment, la cécité est presque complète. Tout fait craindre l'invasion d'un accès d'éclampsie.

M. le professeur Dumas ordonne une saignée de 150 à 200 gr. La malade refuse de se laisser ouvrir la veine, disant et répétant qu'elle va mourir ; ce n'est qu'avec peine qu'on vient à bout de ses résistances.

Demi-heure après la saignée, la malade ressent un bien-être très-considérable ; la vision se rétablit avec une étonnante rapidité. La nuit est relativement bonne ; le lendemain la malade pouvait parfaitement reconnaître les personnes qui étaient devant elle, et, dans la journée, la vision était redevenue normale. La femme témoigne sa reconnaissance dans les termes les plus expressifs ; cependant l'albuminurie et l'œdème ne diminuent pas.

Le troisième jour, les douleurs commencent à se manifester ; le travail marche avec une étonnante rapidité, et, avant même qu'on ait eu le temps de se rendre auprès de la parturiente, une énergique contraction utérine expulse un fœtus macéré et mort depuis longtemps. Les jours suivants, l'œdème diminua avec la quantité d'albumine des urines, et la malade quitta l'hôpital avant complète guérison.

Observation III

(Communiquée par le Dr Guibal.)

Eclampsie après la délivrance, sans albuminurie. — Guérison

Mme X..., de Montpellier, trente-six ans, mariée, primipare.

Antécédents héréditaires: père et mère morts très-âgés ; sœur mariée, nerveuse, mais bien portante d'ailleurs.

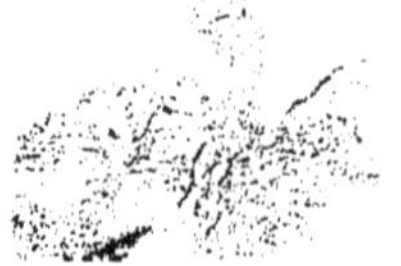

Antécédents personnels : constitution et complexion faibles ; taille moyenne, mal musclée ; tempérament lymphatique et nerveux. Cette femme est extrêmement sensible, pleure avec la plus grande facilité, possède en un mot beaucoup des attributs de l'hystérie, bien qu'elle n'ait jamais eu d'accès convulsif. Leucorrhées fréquentes ; a été longtemps soignée pour gastralgies, chloro-anémie, névralgies intercostales.

La grossesse est parvenue au septième mois et n'a été marquée par aucun phénomène anormal ; jamais d'œdème aux extrémités inférieures, jamais de céphalalgie ; les troubles dyspeptiques ont été presque nuls.

Le 25 juin 1882, à midi, le docteur Guibal est appelé auprès de cette femme et apprend qu'une hémorrhagie utérine a commencé le matin ; il constate, en outre qu'en ce moment elle a presque entièrement cessé. La femme est couchée, calme ; son pouls est faible, mais régulier. L'utérus est en antéversion ; le col admet la pulpe de l'index ; les douleurs sont à peu près nulles, les battements du cœur fœtal imperceptibles. On prescrit le repos, un lavement laudanisé et une potion hémostatique avec digitale, ratanhia et extrait thébaïque.

A 2 heures, l'hémorrhagie n'a plus reparu, mais les douleurs ont commencé ; le col est dilaté comme une pièce de 1 fr. Vers 4 heures, M. Guibal, appelé, trouve un enfant mort qui a été rapidement expulsé ; le travail a été extrêmement peu douloureux ; mais la mère paraît vivement impressionnée par la mort de son enfant.

Demi-heure après la délivrance, qui s'était accomplie normalement, la femme est subitement secouée par une crise convulsive, accompagnée de l'abolition des facultés intellectuelles. M. Guibal, appelé de nouveau en toute hâte, arriva à 5 h. 1|2 pour assister à un second accès, qui commença et finit sous ses yeux : c'était une attaque d'éclampsie des mieux caractérisées, dont la durée ne dépassa pas une minute et demie et fut suivie par une respiration stertoreuse et une somnolence marquée. Soumise pendant une heure et demie aux inhalations de chloroforme, la femme n'a plus eu de crises convulsives. Les suites de couches furent régulières.

Cette femme n'était pas albuminurique, puisque les urines rendues après l'attaque, c'est-à-dire au moment le plus favorable à la présence de l'albumine, ne renfermaient pas la moindre trace de cette substance.

Observation IV

(Communiquée par M. le Dr Coste)

Eclampsie aprèsl'accouchement. — Mort. — Urines non examinées.

Mme X...., de Montpellier, mariée à vingt-neuf ans, âgée de trente-cinq ans, est grosse pour la cinquième fois. Elle est affectée moralement de son état, qui lui inspire quelques craintes. Les appréhensions de la femme trouvent leur raison d'être dans les difficultés qui ont accompagné les précédents accouchements : le second s'est terminé par une version; le troisième et le quatrième, par l'application du forceps.

Madame X.... est d'ailleurs très-bien conformée ; bassin large; elle a nourri tous ses enfants. Elle n'est pas affectée de nervosisme ; n'a jamais eu de crises hystériformes; mais elle est pâle, à chairs blanches, douée de sentiments d'une exquise délicatesse ; sa timidité est excessive.

Rien d'anormal n'a signalé le cours de la grossesse actuelle, qui est arrivée à terme. Les vomissements du début, ont été facilement arrêtés par le bromure de potassium. *Pas d'œdème* et rien n'a fait songer à l'utilité de l'examen des urines.

Le 10 juillet 1882, à 3 heures de l'après-midi, le travail commence. M. le docteur Coste constate un léger écoulement sanguin et, par le toucher, l'insertion du placenta sur l'orifice utérin ; le col est dilaté comme une pièce de 50 centimes; on entend très-bien les bruits du cœur fœtal, mais on ne sent pas l'ovoïde céphalique ; pendant la nuit, la douleur et l'hémorrhagie cessèrent.

Le lendemain, 11 juillet, les douleurs apparurent, mais avec une bien faible intensité; le col se dilata comme une pièce de 2 fr.; pas d'hémorrhagie.

Le 11 au soir, l'hémorrhagie reparaît, mais peu abondante. MM. Coste

et Dunal font de l'expectation. La nuit ne présente rien de remarquable.

Le lendemain matin, 12 juillet, nouvel écoulement de sang; le col
étant dilatable, M. Coste procède immédiatement à la version : la
main est introduite sans difficulté et décolle le placenta, dont l'insertion sur le col se faisait centre pour centre. Les manœuvres furent
rapides et ne s'accompagnèrent d'aucun accident; l'enfant, en apparence mort-né, fut rappelé à la vie par quelques tentatives de respiration artificielle. Il a vécu et se porte très-bien.

La délivrance fut facile, la quantité de sang perdu peu considérable. La mère paraît heureuse, calme et tranquille. Demi-heure après,
l'écoulement sanguin reparaît, l'hémorrhagie s'arrête et revient par
moments; elle donne à M. Coste quelques inquiétudes, non par son
abondance, mais par sa continuité.—2 grammes de seigle ergoté sont
administrés; on fait la compression de l'aorte; la glace est placée sur
le ventre, et, tout étant inutile, les quatre membres sont momentané-
ment serrés par des liens à leur racine.

Les craintes et les appréhensions de la femme deviennent extrêmes.
Au bout d'une heure, l'hémorrhagie semble s'arrêter. Invasion subite
d'un accès convulsif, avec ses deux périodes tonique et clonique. Après
30 secondes environ, tout cesse; la femme a perdu le souvenir; elle
reste silencieuse. Quelques minutes après, seconde attaque d'éclampsie, à laquelle succède une troisième ; à la fin de cette dernière, la
femme meurt.

Réflexions

Obs. I. — L'observation 1re nous paraît intéressante à plus d'un titre.
Nous voyons l'éclampsie éclater chez une femme jeune, primipare,
lymphatique et nerveuse : c'est un cas d'éclampsie type, puisque les
œdèmes étendus, l'albuminurie abondante symptomatique des lésions
rénales, n'ont pas manqué. Ces lésions rénales elles-mêmes ont été

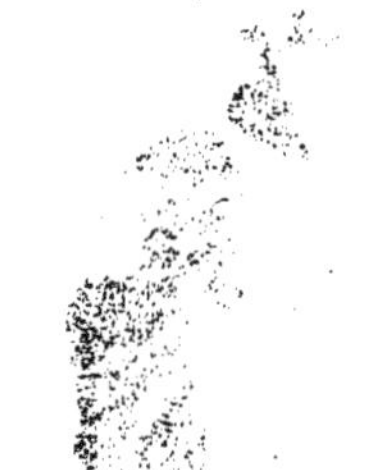

constatées à l'autopsie, peu profondes il est vrai, mais étendues en surface, ce qui suffit le plus souvent, ainsi que le fait remarquer Bailly. La marche de la température présente un certain intérêt, puisque, contrairement aux résultats obtenus par Bourneville, le thermomètre ne s'est pas élevé jusqu'à la mort, et qu'au contraire il s'est abaissé, ainsi qu'on l'observe dans les accès convulsifs dus à l'urémie proprement dite. L'anémie absolue des centres nerveux, reconnue après la mort, contraste singulièrement avec les opinions généralement admises, qui considèrent la congestion cérébrale comme un phénomène primitif ou secondaire des plus constants; la théorie de l'anémie cérébrale semblerait trouver ici sa confirmation. La gêne énorme de la circulation cardiaque, les caillots qui encombraient le cœur et l'asphyxie consécutive, ont été la cause probable de la mort.

Remarquons aussi le volume de l'enfant, un peu inférieur à celui d'un enfant ordinaire, bien que la grossesse fût arrivée à terme. Ce fait peut être opposé aux théories admettant que les lésions rénales et l'albuminurie sont causées par la compression de l'utérus distendu à l'excès; au contraire, il semble donner raison à la théorie de la super-albuminose de Gubler, pour qui l'albuminurie de la mère peut être mise sur le compte de la non-consommation par le fœtus de tous les matériaux nutritifs qui lui étaient destinés.

Obs. II. — L'effet de la saignée a été remarquable chez une femme en imminence d'éclampsie et qui se trouvait dans des conditions en apparence identiques à celles de la précédente. La mort du fœtus suffirait-elle à expliquer l'albuminurie, ce qui rentrerait encore dans la théorie de la superalbuminose de Gubler? Pour répondre à cette question, il aurait fallu savoir à quelle date remontait l'apparition de l'albumine dans les urines.

Obs. III. — L'observation III n'offre pas un intérêt moins grand : c'est un cas d'éclampsie *sans albuminurie*. Les urines ont été examinées au moment le plus favorable à la présence de l'albumine, c'est-à-dire

après l'accès convulsif; on peut donc affirmer, sans crainte de se trom-
per, que la femme n'était pas albuminurique. Ce fait est important à signaler; il combat victorieusement les théories exclusives des auteurs
qui ne croient pas à l'éclampsie sans albuminurie.

La femme était primipare, mais une primipare âgée de trente-six
ans. Nous reviendrons plus tard sur cette particularité.

Obs. IV. — Les convulsions éclatent chez une femme multipare dont
les précédents accouchements n'avaient pas été marqués par de semblables accidents, qui n'avait pas eu d'œdème ni aucun des symptômes
qui accompagnent le plus souvent l'albuminurie: l'hémorrhagie, l'affaiblissement de la femme, semblent avoir joué un rôle capital dans la
production des accidents.

CHAPITRE Ier

Définition. — Sous le nom d'*éclampsie puerpérale* ou *convulsions des femmes enceintes,* on désigne une maladie aiguë propre à la femme enceinte, en travail ou récemment accouchée, caractérisée par un nombre variable d'accès convulsifs, avec suspension des facultés intellectuelles et sensorielles. L'éclampsie n'est pas la seule affection convulsive qui puisse se manifester pendant l'état puerpéral ; mais, par sa physionomie particulière, par ses caractères bien tranchés, par son mode de production intimement lié à l'état puerpéral, elle ne sera jamais confondue avec l'hystérie, l'épilepsie, le tétanos, la catalepsie et l'apoplexie.

Fréquence. — Les chiffres fournis par les auteurs diffèrent considérablement ; on peut à la rigueur s'expliquer ces divergences, si l'on songe que la pratique d'un seul homme peut offrir aux diverses périodes de l'existence des proportions variées. Cazeaux n'a rencontré, pendant son internat et son clinicat, que 3 cas d'éclampsie sur 200 accouchements ; chargé plus tard, pendant trois mois, du service de la clinique, il en observa 7. En somme, l'éclampsie est une maladie rare. Merrimann signale 5 cas sur 2,947 accouchements, ou $^1/_{589}$; Mme Lachapelle indique 67 obs. sur près de 38,000, ou $^1/_{623}$; Velpeau donne la proportion de $^1/_{238}$; Paul Dubois cite un cas sur 250 ; Depaul, $^1/_{227}$, et encore faut-il observer, ajoute ce dernier auteur, « que l'on amène ici beaucoup de femmes qui sont prises en ville d'accès convulsifs et qui viennent augmenter la proportion. »

Quelle est la période de la puerpéralité la plus favorable à l'invasion de l'éclampsie? Le relevé de Wieger donne le rapport suivant:

Sur 455 cas, l'éclampsie a éclaté:

> 109 fois avant le début du travail,
> 235 — pendant le travail,
> 110 — après la naissance de l'enfant.

M. Pajot prend en nombres ronds les chiffres suivants: sur 200 cas d'éclampsie, 100 débutent pendant le travail, 60 avant, 40 après. D'une façon générale, on peut dire que l'éclampsie est d'autant plus fréquente qu'on se rapproche de la fin de la grossesse. Cependant Danyau (1) a observé un cas de convulsions à la sixième semaine de la grossesse; Chailly, à deux mois; Depaul, à trois mois et demi. M. Bailly s'élève contre les idées généralement admises sur la plus grande fréquence de l'éclampsie pendant le travail; le plus souvent, au contraire, la contraction de l'utérus est la conséquence de l'éclampsie. L'auteur ne peut cependant fournir aucune statistique à l'appui de son opinion.

M. Peter constate dans ces dernières années une augmentation croissante des cas d'éclampsie, conséquence funeste, d'après lui, des théories d'Andral et Gavarret sur l'anémie des femmes enceintes et de la proscription des émissions sanguines.

Description de l'accès éclamptique

Le plus souvent, on observe des phénomènes précurseurs ou prodromes.

Chaussier insistait sur une douleur violente que la femme éprouve au creux épigastrique, et qu'il comparait au clou hystérique. Nous n'avons pas eu l'occasion de l'observer chez nos éclamptiques.

La céphalalgie manque rarement; elle peut être frontale, occipitale

(1) Obs. citée *in* Th. Paris, 1864, par Ganière.

ou latérale; vive et lancinante parfois, elle tourmente la malade, s'accompagne d'étourdissements, d'agitation, de vomissements et de troubles divers dans les facultés sensorielles. La femme a dans son regard quelque chose de hagard, d'inquiet; elle ne répond pas aux questions qu'on lui pose, a des tintements d'oreille. Sa parole s'embarrasse; ses idées s'obscurcissent; les muscles du visage sont immobilisés ou agités de contractions fibrillaires. La vue, surtout, éprouve des modifications remarquables : les objets perdent leur netteté, leur contour; tout se brouille devant les yeux de la femme. L'affaiblissement de la vision peut arriver à la cécité presque complète. Ce symptôme, que nous avons observé, prend une grande importance pour les partisans de la théorie urémique de l'éclampsie.

Avant l'accès proprement dit, Depaul décrit une période d'invasion caractérisée par l'accentuation de certains phénomènes prodromiques. La femme paraît plus anxieuse, plus impatiente; les yeux s'animent, deviennent plus vifs et roulent de haut en bas et de droite à gauche; quelques mouvements involontaires parcourent les divers groupes musculaires : les avant-bras se tordent, les poings se ferment; subitement le regard s'immobilise, en donnant à la physionomie de la femme un aspect effrayant : l'accès convulsif va commencer.

Périodique tonique. — La face est d'une pâleur mortelle; une raideur tétanique s'empare de tous les muscles du corps : la tête s'incline vers l'épaule droite; les yeux sont convulsés en haut et à gauche; la langue sort de la bouche et se trouve pressée entre les dents, qui la broient; le tronc se raidit brusquement; la respiration est suspendue et l'hématose empêchée. Cette période est ordinairement courte et fait bientôt place aux convulsions cloniques.

Période des convulsions cloniques. — Une détente générale s'opère; les muscles, jusque-là contracturés, tombent dans la résolution et sont immédiatement secoués par des contractions rapides. La face devient livide et violacée; les convulsions des lèvres et des yeux donnent à la physionomie un aspect grimaçant, horrible à voir; le clignotement rapide des paupières permet de voir les globes oculaires convulsés en haut; la langue est mordue, mutilée, et chaque mouvement d'expiration rejette hors de la bouche une écume sanglante. Nous avons observé, dans cette période, des mouvements de projection en avant du bassin très-énergiques, dans aucun cas ces mouvements étendus qui augmentent la tendance au déplacement et sont caractéristiques des crises hystériques; les carotides battent avec violence; le pouls, plein et dur au début, devient petit et presque insensible; la température s'élève de quelques degrés, d'après les recherches de Bourneville; la respiration est brève, saccadée, entrecoupée; la tendance à l'asphyxie très-marquée. Abolition complète des facultés intellectuelles et sensorielles.

La durée de cette période est variable; on voit d'ordinaire, après quatre ou cinq minutes, les secousses séparées par de plus longs intervalles; la face est moins livide et se décongestionne; bientôt tous les muscles du corps sont dans la résolution; la femme ouvre les yeux, fait de larges inspirations et voit avec étonnement les figures anxieuses qui l'entourent; elle n'a pas eu conscience de ce qui vient de se passer.

Quand plusieurs accès se sont produits, la femme tombe, dans l'intervalle, dans un état de somnolence et de torpeur intellectuelle dont on a de la peine à la retirer; le stertor et le coma suivant les accès les plus graves.

Pendant l'attaque, l'utérus peut demeurer inerte et, suivant l'expression pittoresque de Cazeaux, comme étonné du désordre général. Le plus souvent, il ne reste pas étranger aux contractions de tous les muscles de l'économie; parfois, les contractions utérines prennent ce caractère de continuité et d'irrégularité qui leur a fait donner le nom de *tétanos utérin*; parfois aussi des contractions énergiques et efficaces viennent rapidement à bout de toutes les résistances, et expulsent entre les cuisses de la mère l'enfant, qui ne tarde pas à s'asphyxier. Ces contractions provoquent la douleur, dont la femme témoigne par des grognements, et peut-être aussi le retour des paroxysmes convulsifs.

Les contractions des muscles de l'abdomen produisent la défécation et la miction involontaires. Les modifications de la sécrétion urinaire nous occuperont plus tard.

Marche et terminaison. — L'éclampsie puerpérale affecte une marche aiguë ; rarement on n'observe qu'un seul accès ; le plus souvent ils se succèdent dans un court espace de temps : on en a compté jusqu'à 60 en 48 heures. Depaul a relaté un cas de 160 accès. Bailly a observé une femme multipare chez laquelle le nombre de 100 a été dépassé. D'une manière générale, le chiffre ne dépasse pas 15 à 20. Lorsque l'éclampsie survient pendant la grossesse, celle-ci n'est pas nécessairement enrayée dans son cours.

Terminaison. — La guérison, la mort ou le développement d'une autre maladie, sont les trois terminaisons possibles de l'éclampsie.

Lorsque la guérison doit arriver, on voit les accès, séparés par un plus long intervalle, diminuer d'intensité et de violence ; après la crise, la femme recouvre d'une façon plus complète ses facultés intellectuelles et sensorielles. Cependant on observe quelquefois chez elle une diminution remarquable de la mémoire : elle ne se souvient pas du nom des personnes qui lui sont chères, du numéro de la maison qu'elle habite. Les jours suivants, la malade recouvre progressivement le souvenir des idées perdues, la vue et l'ouïe se rétablissent, la guérison se confirme.

La mort, terminaison malheureusement trop fréquente, sera prévue si les accès se succèdent rapidement, si le coma consécutif est profond et s'accompagne de stertor et de somnolence. L'insuffisance de l'hématose, l'asphyxie progressive, dont les tendances s'accentuent pendant les paroxysmes, mettent fin à la vie. Quelquefois la cause de la mort est moins explicable. Depaul raconte que, se trouvant auprès d'une femme en travail, il vit, au moment où la tête de l'enfant distendait fortement le périnée, la mère, prise subitement d'accès convulsifs, succomber sous ses yeux.

Pendant l'attaque, on peut voir survenir la rupture de l'utérus signalée par Cazeaux; les congestions répétées du côté de l'encéphale aboutissent, soit à l'inflammation des méninges (Cazeaux en a observé quatre cas sur sept), soit à l'hémorrhagie cérébrale, qui s'accompagne de phénomènes paralytiques, souvent marqués dans la période de résolution et de coma qui suit l'accès éclamptique. Mme Lachapelle a observé fréquemment, chez les éclamptiques, le développement de la péritonite puerpérale. Les froissements répétés, les manœuvres entreprises dans le but d'une déplétion rapide de l'utérus, ne seraient pas étrangers à sa production. Les hémorrhagies utérines graves ont été étudiées par H. Blot, qui vit une éclamptique sur sept succomber à cette redoutable complication. M. Peter ne voit, dans cet accident, qu'une manifestation de la dyscrasie grave du liquide sanguin de la typhisation urinémique qui cause l'éclampsie.

CHAPITRE II

HISTORIQUE

Le Père de la médecine désignait sous le nom d'éclampsie (εκλαμπέιν, faire explosion, briller comme un éclair) ce regard étincelant si marqué dans certaines frénésies, ou bien encore ces redoublements brusques dans certaines maladies aiguës. Hippocrate avait cependant reconnu que les convulsions étaient un des accidents les plus graves de la grossesse, car, dit-il, *gravidis dolores capitis soporiferi, cum gravitate oborientes ac convulsione, plerumque sunt mali.* Galien, Aétius, Thomas Willis, étudièrent les convulsions. Plus tard, Hoffmann traita la question d'une façon complète. En 1768, Mauriceau (*Traité des maladies des femmes grosses et accouchées*) entrevoit la gravité de cette affection : « La convulsion, dit-il, met la femme grosse et son enfant en danger de la vie, qui est toujours d'autant plus grand que la femme ne revient pas à la connaissance dans l'intervalle des accès. »

Jusque-là, confondue avec les autres affections convulsives qu'on peut trouver dans l'état puerpéral, l'éclampsie est décrite séparément par Sauvages sous le nom d'*eclampsia parturientium*, 1772.

Cette distinction ne reste pas: les convulsions puerpérales sont de nouveau confondues avec l'hystérie, l'épilepsie, le tétanos, etc. . . Merrimann n'en parle que sous le titre d'épilepsie, et Vogel dit que c'est une épilepsie aiguë. Dewees (1) les classe sous trois formes:

(1) Dewees, *Essays on puerperal convulsions*, 1818.

1° apoplectique, 2° épileptique, 3° hystérique. « Ces convulsions, dit Gardien (1816), doivent être considérées, si elles s'accompagnent de perte de sentiment et de mouvement, comme de véritables accès d'épilepsie. Avec Pinel et Tissot, je considère comme le symptôme caractéristique de l'éclampsie les convulsions accompagnées de perte de connaissance et de mouvement. On pourrait l'appeler *épilepsie hystérique.* »

La thèse de Baudelocque, en 1822, si riche en observations intéressantes, consacre cette confusion et résume les connaissances de l'époque sur la question. « A l'égard des auteurs qui disent cette maladie de nature épileptique et de ceux qui la croient de nature hystérique, nous pensons que les deux ont raisons»; et l'auteur arrive à cette conclusion, que l'affection désignée sous le nom de convultion des femmes pendant la grossesse, dans le cours du travail et après la délivrance, comprend plusieurs maladies qui n'ont entre elles d'autres ressemblances que la perversion des mouvements musculaires : telles sont les convulsions proprement dites, le tétanos, l'épilepsie, la catalepsie et le ramollissement du cerveau. Baudelocque décrit des convulsions générales et des convulsions partielles, ces dernières désignant les contractions brusques et involontaires d'un ou plusieurs organes musculaires, des convulsions externes affectant la face, le tronc et les membres, et des convulsions internes qui donnaient l'explication des vomissements opiniâtres que certaines femmes présentaient dans leur grossesse. Ces distinctions ne sont pas justifiées de nos jours.

Les causes des convulsions sont: l'excitabilité réflexe de l'utérus, exagérée par la distension de l'organe, la violence des douleurs, l'écoulement prématuré des eaux, le séjour prolongé de la tête dans l'excavation, et, à titre de causes plus éloignées, la pléthore, la nourriture trop abondante, l'abus des spiritueux, la constipation, le coït, le sommeil trop prolongé, le défaut d'exercice, la fréquentation des bals, des spectacles, la colère, la joie, la jalousie, etc.

En 1830, Désormeaux (1) revient à l'opinion de Sauvages et distingue

(1) *Dictionnaire en 30 volumes.*

4

l'éclampsie de l'hystérie et de l'épilepsie. Velpeau accepte ces idées en 1834 : « Pour moi, dit-il, je crois, avec Mme Lachapelle, que les convulsions des femmes enceintes, en travail ou en couches, diffèrent le plus souvent du tétanos, de l'épilepsie, de la catalepsie, et je pense avec Désormeaux (sans y tenir pourtant beaucoup) qu'il vaut mieux leur conserver le nom d'*éclampsie*, à moins qu'on ne préfère le terme de *dystocie convulsive*, usité par Young. »

La thèse remarquable de Velpeau (1) signale un autre fait d'une grande importance : c'est la fréquence de l'infiltration chez les femmes éclamptiques. « Comme Mme Lachapelle, j'ai la conviction que les femmes infiltrées sont fortement exposées aux convulsions. » Guillaume Demanet, médecin belge (2), avait attiré l'attention des savants sur l'infiltration des membres comme cause d'éclampsie ; Fournier (3), Miquel, révoquèrent en doute les assertions de Demanet ; Mme Lachapelle reconnaît l'influence de la diathèse séreuse, et Dugès, en 1835 (Montpellier), établit les rapports qui existent entre l'hydropisie et l'imminence de l'éclampsie, qu'on doit surtout redouter « si l'infiltration se propage aux membres supérieurs et à la face. » La voie s'ouvrait aux investigations ; la découverte de l'albumine était préparée.

Découverte de l'albumine chez les éclamptiques (Lever, 1843)

La première constatation des urines coagulables chez les éclamptiques remonterait à Blackall (1818). En 1840, Rayer nous donne son important *Traité des maladies des reins*, décrit la néphrite albumineuse des femmes enceintes, signale l'albuminurie chez les éclamptiques et l'influence de ce symptôme sur la santé de la mère et de l'enfant. Ces découvertes menaçaient de passer inaperçues, puisque Dubois, en 1842

(1) Velpeau, *des Convulsions pendant la grossesse*. Th. Paris, 1834.
(2) *Journal général de médecine*, t. IX, 1802.
(3) *Id.*

(*Gaz. des hôpitaux*), ne soupçonne pas l'influence de l'albuminurie ;
pour lui, l'infiltration aggrave le pronostic.

A Lever revient l'honneur de la découverte. Sans connaître les travaux de ses devanciers, il établit la relation qui existe entre l'albuminurie et l'éclampsie. Nous ne saurions mieux faire que de transcrire
ici les principaux passages de ce mémoire justement célèbre, inséré
dans le recueil périodique où se trouvent consignés les travaux de
Bright (*Guy's Hospital Reports*, 1843).

L'auteur relate 14 cas de convulsions puerpérales : « Les symptômes
qui marquèrent leur cours et les principes qui guidèrent leur traitement ne présentent rien de nouveau ni d'extraordinaire ; mais la coïncidence d'une urine albumineuse, dans 9 des 10 cas où cette sécrétion
fut examinée, est un fait qui, aussi loin que mes investigations ont pu
s'étendre, n'avait pas été signalé. Dans les quatre premiers cas, nous
ne songeâmes pas à examiner l'urine. Dans le cinquième, mon col-
lègue Woolnough remarque la ressemblance existant entre nos éclamptiques et les sujets atteints de mal de Bright. Guidé par ces vues, nous
procédâmes à l'examen des urines. Tout d'abord, je pensai que nous
avions simplement affaire à une coïncidence de grossesse avec une
dégénérescence granuleuse du rein ; mais, comme l'albumine dispa-
raissait très-vite après l'accouchement, je fus conduit à croire que ce
symptôme dépendait de quelque cause transitoire, en rapport avec
l'état de grossesse lui-même. Pour établir ce point, j'examinai avec
soin l'urine dans chaque cas de convulsions puerpérales, et dans tous,
à l'exception d'un seul, l'urine fut trouvée albumineuse. . . . .
. . . . . Je suis arrivé à cette conclusion que l'albuminurie compli-
quant les convulsions pouvait être divisée en deux formes. Dans la
première, les urines sont albumineuses pendant la grossesse : dans ce
cas, les convulsions seront plus violentes ; dans la seconde, l'urine est
albumineuse pendant le travail. Cette albuminurie disparaît rapidement . . . .
» Robinson a prouvé que les causes qui amenaient la congestion du
rein, en empêchant le retour du sang par les veines, produisaient l'al-

buminurie. Je partage cet avis. Dans ce cas, l'urine devient albumineuse vers la fin de la grossesse, et on voit l'albuminurie augmenter à mesure que la pression devient plus considérable. »

Depuis cette époque, les publications se multiplient; l'histoire de l'albuminurie gravidique, associée dès maintenant à celle de l'éclampsie, sera étudiée, au point de vue de sa pathogénie et de ses rapports, avec cette terrible complication de la grossesse.

Cahen (1), l'élève de Rayer, exagère les idées du maître et s'efforce de démontrer la présence constante de l'albumine dans les urines des éclamptiques. Avant lui, Simpson (2) admettait le rôle de la néphrite albumineuse, de la dégénérescence granuleuse des reins, dans la pathogénie des convulsions puerpérales. Stuart Cooper (3), au contraire, défend une théorie opposée: l'albuminurie n'est pas la cause de l'éclampsie, puisque les symptômes de la première ont un caractère passif, tandis que les phénomènes de la seconde sont essentiellement actifs.

En 1848, Devilliers et Regnault (4) montrent que l'albuminurie des femmes enceintes n'est pas constamment liée à une affection granuleuse des reins.

La thèse de Blot (5), en 1849, marque une phase importante dans l'histoire de l'albuminurie et de l'éclampsie. Il n'y a pas relation de cause à effet entre ces deux phénomènes; ils sont tous deux symptomatiques des congestions qui portent à la fois sur les reins et sur le cerveau, et qui produisent, dans le premier cas l'albuminurie, dans l'autre l'éclampsie. L'albuminurie dépend d'un trouble fonctionnel des reins; la néphrite survient rarement. Blot signale, en outre, la fréquence et la gravité des hémorrhagies chez les albumunuriques. Cayrol (6),

---

(1) Cahen, Th. de Paris, 1846: *Néphrite albumineuse.*
(2) Simpson, *Edinburgh Monthly Journal*, 1848.
(3) Stuart Cooper, *Sur les Urines albumineuses.* Th. Paris, 1846.
(4) *Arch. générales de méd.*, 1848, t. XVIII, p. 312.
(5) Blot, Th. Paris, 1849.
(6) Cayrol, Th. Strasbonrg, 1859.

Becquerel et Vernois (1), étudient l'albuminurie gravidique. Cette étude est poursuivie en Angleterre par Churchill (2), Marshall-Hall et Tyler-Smith (3); en Allemagne, par Litzmann (4). En 1854, paraît un mémoire des plus remarquables de Braun (5), de Vienne, où se trouvent dressées des statistiques démontrant la fréquence des lésions rénales dans l'albuminurie. L'auteur, sur douze femmes éclamptiques, trouva sept fois à l'autopsie l'état granuleux des reins. Cazeaux, en France, admet que toutes les éclamptiques sont albuminuriques.

Depaul (6) s'élève contre de semblables exagérations ; il nie la coexistence constante de l'albuminurie et de l'éclampsie, cite des observations à l'appui et se refuse à admettre que les lésions rénales soient toujours la cause de l'albuminurie des femmes grosses.

En 1856 paraissent deux mémoires couronnés par l'Académie de médecine. Imbert-Gourbeyre, de Clermont (7), soutient que l'albuminurie est la conséquence d'une néphrite albumineuse; que l'éclampsie n'est que la manifestation d'un mal de Bright puerpéral. Le professeur Bach, de Strasbourg (8), se montre moins affirmatif.

Deux ans auparavant, Wieger (9), de Strasbourg, avait recueilli un nombre considérable d'observations de femmes albuminuriques et éclamptiques.

La pathogénie de l'albuminurie gravidique est l'objet des recherches de Stoltz (10), d'Abeille (11), de Gubler (12), de Maugenest (13), de Tar-

(1) *Moniteur des hôpitaux*, 1856.

(2) Churchill, *Quarterly Journal*, 1854.

(3) *The Lancet*, 1850.

(4) Litzmann, 1858.

(5) *Gaz. heb. de méd. et de chir.*, Paris, 1854.

(6) Depaul, *Bull. Acad. de méd.*, 1854.

(7) Imbert-Gourbeyre, *Mém. de l'Acad. imp. de méd.*, 1856.

(8) Bach,   id.

(9) Wieger, *Recherches sur l'éclampsie urémique.*, in *Gaz. méd. de Strasb.*, 1854.

(10) Stoltz, *Gaz. méd. de Strasb.*, 1856.

(11) Abeille, *Traité des maladies et urines albumineuses*, 1863.

(12) Gubler, art. ALBUMINURIE, in *Dict. encyclop. des sc. méd.*, 1865.

(13) Maugenest, Th, Paris, 1867.

nier (1), en France ; de Johnson (2), en Angleterre. Dans la thèse de L. Dumas (3) nous trouvons une classification complète des causes de l'albuminurie gravidique.

En même temps que l'étude de l'albuminurie gravidique prenait une si grande extension, se fondaient en Allemagne et en Angleterre les théories pathogéniques rattachant les accès convulsifs caractéristiques de l'éclampsie à l'insuffisance de l'uropoïèse.

La théorie de l'intoxication du sang par l'urée ou urémie fut défendue par Wilson, Christison et Bravn; Frerichs incrimina le carbonate d'ammoniaque. Schettin, Hoppe, Perls, ne virent dans l'éclampsie qu'un résultat de l'empoisonnement du sang par les matières extractives de l'urine. De nos jours, M. Peter a donné à la théorie dé l'urinémie l'appui de son autorité.

M. Bourneville et le docteur Hypolitte (4) ont étudié les variations thermométriques dans l'éclampsie et l'urémie.

Nous étudierons plus tard, avec détails, ces diverses théories, ainsi que l'opinion du professeur Jaccoud. M. Depaul (5) se refuse encore à admettre un lien de causalité entre les désordres de la fonction uropoïétique et l'éclampsie. Sans doute, il y a altération du sang dans l'éclampsie, mais cette altération est encore indéterminée dans sa nature.

(1) Tarnier, *de l'Efficacité du régime lacté dans l'alb. grav. et comme traitement préventif de l'éclampsie.*
(2) Johnson, *British med. Journ.*, 1856.
(3) Léon Dumas, Th. d'agrég., Paris, 1880.
(4) Thèse Strasb., 1879.
(5) *Clinique obst.* Paris, 1876.

CHAPITRE III

ÉTIOLOGIE

Il existe deux ordres de causes : 1° des causes prédisposantes; 2° des causes occasionnelles. Nous réservons une place à part à l'étude de l'albuminurie comme cause prédisposante.

CAUSES PRÉDISPOSANTES.—La maladie que nous étudions n'atteint que les femmes enceintes, en travail ou récemment accouchées; la puerpéralité est donc la cause générale la plus importante qui domine toute l'étiologie. Par les modifications profondes que la grossesse apporte dans l'organisme, par l'exagération de l'excitabilité réflexe des centres cérébro-spinaux, et probablement aussi l'altération de nature encore indéterminée du fluide sanguin, la femme acquiert une susceptibilité nerveuse presque maladive, prédisposition puissante à l'affection convulsive désignée sous le nom d'*éclampsie*. — « *Utero semen concipiente, cerebrum id persentiscit.* » (*Ballonii Op.*, t. I.)

Les femmes nerveuses, selon Trousseau, seraient plus exposées que les autres ; les anémiques, d'après le professeur Dubois ; Stoltz, le célèbre accoucheur de Strasbourg, croit au contraire que la constitution lymphatique crée une prédisposition à l'éclampsie. Nos observations sont confirmatives à cet égard. Pajot considère la pléthore comme l'état de l'organisme le plus favorable à l'invasion des accès convulsifs. Les études d'Andral et Gavarret sur l'anémie des femmes enceintes ont renversé les idées anciennes, auxquelles Peter revient, de nos jours, en les modifiant ; il n'y a pas chez les femmes grosses pléthore qualitative, si l'on veut, mais au moins pléthore quantitative.

Primiparité. — Quoi qu'il en soit, l'organisme de la femme paraît d'autant plus impressionnable à l'action des diverses causes qu'il est plus novice ; aussi les quatre cinquièmes des éclamptiques sont-elles primipares. Depaul, dans ses *Leçons cliniques*, donne la proportion de 103 primipares sur 133 éclamptiques ; Lever, 8 sur 14 ; Halpin, 6 sur 7. Parmi les quatre femmes dont nous rapportons l'observation, trois étaient primipares ; mais l'une d'entre elles se trouvait dans des conditions particulières (obs. III) : elle était primipare et âgée de trente-six ans. Or la grossesse, survenant pour la première fois après l'âge de trente ans, développerait chez la femme, selon la doctrine de Pajot, une susceptibilité plus grande, une tendance plus marquée aux affections convulsives.

L'influence de la primiparité est donc incontestable. On a donné de ce fait grand nombre d'explications : l'irritabilité plus grande de l'utérus, d'où partent les irradiations sympathiques ; la dilatabilité moins grande des parties externes de la génération, si riches en filets nerveux ; la rigidité des parois de l'abdomen, cause de compression pour les divers organes contenus dans sa cavité : viscères, troncs nerveux ou vasculaires, ont été tour à tour invoqués. Le mode d'action de ces causes a été diversement interprété par les auteurs : pour les uns, c'est l'exagération de l'excitabilité réflexe, et pour d'autres l'état congestif du cerveau, conséquence de la gêne mécanique de la circulation ; enfin, pour les partisans des théories qui placent le point de départ de l'éclampsie dans les désordres de la fonction urinaire, le rein de la primipare est plus souvent lésé que celui de la multipare, parce qu'il est plus exposé à la compression causée par l'utérus gravide : c'est la doctrine de Lever, de Rayer, d'Imbert-Gourbeyre. M. Peter fournit une autre explication : l'état de grossesse exige une dépuration plus considérable de l'organisme et le passage à travers le filtre rénal d'une plus grande quantité de matières extractives. Dans ces circonstances, le rein subira d'autant plus facilement l'envahissement des désordres fonctionnels ou anatomiques, qu'il sera plus novice et moins habitué à ce fonctionnement exagéré.

Rachitisme. — Ces mêmes influences, nous les trouvons portées à un plus haut degré chez les rachitiques, chez les femmes à bassin mal conformé. Le rein subira bien plus facilement le contre-coup de la gêne circulatoire qui existe presque déjà à l'état physiologique ; l'intervention opératoire, trop souvent nécessitée par les rétrécissements du bassin, sera l'ocasion favorable au développement des accès. Fréquemment aussi, les rachitiques, ainsi que le faisait remarquer le professeur Stoltz, sont douées d'une extrême sensibilité, qui les prédispose à l'éclampsie.

Présentation. — Presque toujours la présentation est normale ou crânienne, ce qui paraît bien plus en rapport avec la primiparité qu'avec l'éclampsie. Nos observations ne nous présentent pas une seule exception à cette règle. Chez la multipare éclamptique qui succomba sous les yeux du docteur Coste, l'enfant se présentait par le sommet et fut extrait par la version pelvienne.

Récidive. — Aux cas intéressants de récidive appartient celui de Lumpe, communiqué à la Société des médecins de Vienne et rapporté par Aubenas (1) : « Dans ce cas, une femme de trente ans, accouchant pour la cinquième fois, qui, lors de ses deux premiers accouchements, avait été atteinte d'éclampsie, et avait été, au contraire, épargnée lors de son troisième et de son quatrième, fut reprise d'attaques convulsives avec albuminurie très-intense, et succomba trois heures après un accouchement spontané. »

Constitution atmosphérique. — A l'exemple de Smellie et de Bouteilloux, Mme Lachapelle admettait l'influence des constitutions atmosphériques, des temps orageux par exemple, opinion qui ne repose

(1) *Traité pratique d'accouchements,* p. 665.

pas sur des bases rationnelles et dont l'observation des accoucheurs n'a pas démontré l'exactitude.

Que penser des causes plus éloignées que signalait Velpeau : la pléthore, la nourriture trop abondante, l'abus des spiritueux, la constipation, le coït, le défaut d'exercice, la fréquentation des bals, des spectacles, sinon que les anciens leur accordaient, à notre avis, une importance beaucoup trop grande ? « D'après Nœgelé (1), les convulsions puerpérales surviennent de préférence chez les femmes qui, avant leur grossesse, étaient accoutumées à un genre de vie simple, à l'exercice en plein air, à une alimentation frugale et à des boissons peu excitantes, et qui, se trouvant depuis dans des conditions tout à fait opposées, ont fait usage d'une nourriture plus fortifiante et mené une vie tranquille, aisée et exempte de soucis. »

CAUSES OCCASIONNELLES. — La véritable cause occasionnelle, c'est la douleur, à laquelle M. le professeur Dubois accordait une si grande importance. Qu'elle soit causée par le réveil de l'activité utérine ; qu'elle soit due, au contraire, à la compression des nerfs utérins par un fœtus volumineux, à l'excitation portée sur le col par la tête de l'enfant, à l'irritation inséparable de toute manœuvre opératoire, le résultat est toujours le même : exaltation de l'excitabilité réflexe et accès convulsifs. L'opinion de Dubois perdrait sa valeur presque tout entière s'il était prouvé que, suivant Stoltz, l'éclampsie débute avant tout phénomène de travail, que celui-ci en est la conséquence ; mais il resterait toujours vrai qu'après l'invasion de l'éclampsie, la violence des douleurs exerce la plus grande influence sur le retour des paroxysmes convulsifs.

Les émotions morales vives et subites ont pris rang dans l'étiologie de l'éclampsie. On trouve, en effet, des observations où le début des accès semble avoir coïncidé avec une vive contrariété. Dans notre observation III, nous voyons la mère, après la délivrance, vivement

(1) *Id.*

affectée de la mort de son enfant. Si la peine morale n'est pas cause de l'éclampsie, nous pouvons admettre, avec M. Depaul, que les femmes qui sont déjà sous l'imminence de l'affection convulsive doivent ressentir beaucoup plus vivement les effets des émotions morales, qui en toute autre circonstance passeraient inaperçues.

Citons, pour ne rien oublier, la distension de l'utérus due à une hydropisie de l'amnios, à une grossesse gémellaire, enfin la mort du fœtus, qu'on considérait autrefois comme funeste à la mère, tandis que de nos jours on la regarde comme une circonstance favorable à la disparition des prodromes de l'éclampsie. Le cas que nous rapportons est opposé à cette dernière théorie.

Infiltration. — Mme Lachapelle et Velpeau signalaient l'infiltration comme cause d'éclampsie, et l'observation ultérieure a justifié ces vues. L'œdème peut s'observer, chez la femme enceinte, dans des circonstances tout à fait différentes. Une première sorte d'œdème se montre vers la fin de la grossesse, envahit d'abord les membres inférieurs; d'origine purement mécanique, il reconnaît pour cause la compression des gros vaisseaux par l'utérus gravide ; il fait partie des phénomènes dits *d'engagement*, disparaît très-rapidement après l'accouchement et ne présente aucun intérêt au point de vue qui nous occupe. Autrement grande est l'importance des hydropisies liées à l'albuminurie. Nous n'avons pas à étudier ici la pathogénie des œdèmes qui accompagnent très-souvent l'albuminurie gravidique (Blot a vu l'œdème manquer 21 fois sur 43 cas d'albuminurie) et se produisent, d'après M. Léon Dumas, « sous l'influence des mêmes causes qui président au passage de l'albumine dans les urines. »

Albuminurie

« La seule prédisposition vraiment puissante aux accidents éclamptiques prend sans source dans la lésion organique des reins et le trouble de la fonction urinaire, dont les altérations de l'urine et surtout l'albuminurie, sont les symptômes les plus apparents. » Telle est l'opinion formulée par Bailly dans son remarquable article du *Dictionnaire de médecine et de chirurgie pratiques*. Elle ne diffère pas de celle de Cazeaux, de Braun, de Frerichs, de Litzman, de Peter et d'un grand nombre d'auteurs qui se sont occupés de la question. Pour eux, la série des causes précédemment énumérées est sans valeur. Si quelques-unes ont une réalité, leur influence trouve son explication dans le symptôme albuminurie, qui résume l'étiologie tout entière. Toutes les femmes éclamptiques sont albuminuriques, dit Peter; le nombre de cas très-restreint où l'albumine n'a pas été trouvée doit être mis sur le compte de l'insuffisance de l'observation ; il existe d'ailleurs des cas où la présence de l'albumine est intermittente. Nous reconnaissons la part très-grande qui doit être faite à l'albuminurie dans l'étiologie de l'éclampsie; aussi, avant de discuter la valeur et la signification de ce symptôme, croyons-nous bien faire en consacrant un chapitre spécial à l'étude des causes de l'albuminurie gravidique; car, suivant Bailly, les liens qui existent entre ces deux états sont tels, qu'avoir signalé les causes de l'un serait avoir fait connaître l'étiologie de l'autre.

De l'Albuminurie gravidique ; classification des causes

La fréquence de l'albuminurie chez les femmes enceintes est considérable. Sur 205 femmes examinées à la Maternité, Blot (1) a trouvé 41 albuminuriques; proportion légèrement exagérée, car toutes ces femmes sur qui ont porté les recherches étaient déjà sous l'influence du travail. Le docteur Hypolitte (2) donne le rapport de 32 albuminuriques sur 165 femmes. L'albuminurie gravidique est un phénomène complexe, provoqué par des causes très-diverses. Ces causes ont été

(1) Blot, *loc.cit.*
(2) Th. Strasb., 1879.

fort bien étudiées par M. Léon Dumas, qui classe les diverses espèces d'albuminuries gravidiques de la façon suivante :

1° Albuminurie gravidique dyscrasique;
2° Albuminurie gravidique mécanique;
3° Albuminurie gravidique organique;
4° Albuminurie gravidique accidentelle.

A) *De la Grossesse comme cause d'albuminurie par altération du sang*

La grossesse, par les modifications profondes qu'elle apporte dans la crase sanguine, peut produire un ensemble de conditions favorables à la filtration de l'albumine normale du sang à travers le filtre rénal. L'albuminurie dite *dyscrasique* peut tenir à deux conditions différentes : 1° ou bien les matériaux albuminoïdes du sang présentent une anomalie de quantité ou de qualité ; 2° ou bien l'anomalie porte sur les matériaux du sang autres que les albuminoïdes.

Examinons la première condition, c'est-à-dire celle dans laquelle l'albumine est augmentée ou diminuée : la théorie de la superalbuminose de Gubler trouve ici sa place naturelle.

Superalbuminose. — Dans l'article ALBUMINURIE du *Dictionnaire encyclopédique*, Gubler développe sa théorie de l'hyperalbuminose. S'appuyant sur les expériences de Claude Bernard et de Pavy, qui voient l'albumine apparaître dans les urines après une ingestion exagérée de matières albuminoïdes, ou après l'introduction dans le système circulatoire d'un animal d'une solution de blanc d'œuf ou de sérum sanguin, Gubler arrive à cette conclusion, que l'albumine passe dans l'urine lorsqu'elle se trouve dans le sang en plus grande quantité qu'à l'état normal. Ce fait établi, le professeur de thérapeutique applique à l'albuminurie des femmes grosses sa théorie de l'hyperalbuminose et développe les considérations suivantes : Sans doute les analyses du sang des albuminuriques et des éclamptiques faites par Becquerel et Vernois, Andral et Gavarret, tendent à démontrer qu'il y a, dans ces conditions hypo-albuminose, diminution du chiffre de l'albumine, qui tombe de 70 à 65 p. 1000; mais, en même temps que cette diminution s'accomplissait, le chiffre des globules baissait dans une proportion encore plus considérable, de 127 à 95 p. 1000, de telle sorte que la quantité d'albumine est encore plus grande qu'elle ne devrait être relativement au nombre des globules.

D'ailleurs il y a, chez les femmes enceintes, hydroémie, pléthore quantitative, et l'on n'a pas réfléchi que l'infériorité relative du chiffre représentant les matériaux solides était due à la quantité plus grande des principes aqueux. Des faits qui précèdent Gubler tire les conclusions suivantes : «Pendant la grossesse, le sang de la mère doit fournir au fœtus les matériaux de sa nutrition, mais seulement sous une forme soluble et diffusible, parce qu'il n'y a pas d'inosculation entre les vaisseaux des cotylédons fœtaux et maternels. Ce sont, en conséquence, les diverses modifications de l'albumine qui sont appelées à nourrir le nouvel être, et pendant ce temps-là l'organisme maternel doit pourvoir à une double dépense par une ingestion plus copieuse, par une économie plus stricte des éléments protéiques, ou bien par ces deux causes réunies; il faut qu'une plus grande quantité de ces matériaux se trouve à chaque instant disponible. Or, dans ce nouveau mode de fonctionnement, une économie mal réglée ou novice, et s'essayant pour la première fois, peut aller au delà du but et l'albumine devenir excessive, relativement aux besoins des deux organismes greffés l'un sur l'autre . . . . L'albuminurie chez la femme enceinte implique, d'après cette manière de voir, une production excessive des matières albuminoïdes, eu égard aux besoins des deux organismes ; mais c'est tantôt la mère qui en fabrique, tantôt c'est le fœtus qui n'en consomme pas assez. Si les produits naissent avec les dimensions et les poids ordinaires, on doit en conclure que l'albuminurie provenait de l'organisme maternel. Si une, mère albuminurique donne le jour à un enfant maigre et malingre il y a lieu d'accuser l'insuffisance de ce dernier d'avoir occasionné la superalbuminose sanguine et la filtration albumineuse par les reins.»

Tel est le résumé de la doctrine de Gubler, qui fait dépendre l'albuminurie d'une altération du sang caractérisée par l'accumulation de matières protéiques ; théorie ingénieuse, mais qui ne paraît pas cependant définitivement acceptée par les savants : elle demande, pour porter la conviction dans l'esprit, des observations plus nombreuses, plus probantes et qui ne soient pas susceptibles d'interprétations opposées. Ainsi Gubler a pu, guidé par ses vues théoriques, reconnaître la mort du fœtus et prévoir un avortement dans des cas où l'observation ultérieure a confirmé son diagnostic. Mais on peut se demander, avec Bailly, si dans ces circonstances la mort de l'enfant ne doit pas être considérée comme l'effet et non comme la cause de l'albuminurie ; notre seconde observation est susceptible de cette double interprétation. On oppose d'ailleurs à Gubler les cas d'altération du placenta, si favorables à la production de l'albuminurie, puisque la nutrition de l'enfant est languissante, et dans lesquels cependant ce symptôme manque le plus souvent.

1° *Altération de qualité.* — Barker croit que toutes les albumines n'ont pas la même composition intime, et que cette dissemblance favorise la filtration d'une espèce d'albumine à travers le filtre rénal. Lépine, de Lyon (1), croit à l'identité de toutes les albumines.

2° *Altération portant sur les matériaux du sang autres que les albuminoïdes.* — La diminution du chiffre des globules du sang dans la grossesse a été démontrée par Andral et Gavarret, et, d'après les observations de Regnault, cette diminution est progressive jusqu'à la fin de la gestation.

Le sang de la femme enceinte perd de sa plasticité ; les troubles digestifs, inséparables du début de la grossesse ; les nausées, les vomissements, les digestions lentes et difficiles, les lésions graisseuses du foie, démontrées par Tarnier, et, comme conséquence, l'élaboration imparfaite des matières albuminoïdes, l'insuffisance de l'hématose, et,

(1) *Revue de médecine*, nov. 1882.

trop souvent aussi, les peines morales, la misère, les mauvais traite-
ments, la honte, les contrariétés, développent chez la femme un état
de débilité, d'anémie, de chloro-anémie, désigné par Jaccoud sous le
nom de *dyscrasie puerpérale*, et qui explique bien l'albuminurie des
premiers mois de la grossesse. dont on chercherait en vain à se rendre compte par les lésions rénales ou les modifications de la pression
sanguine.

B) *De la Grossesse comme cause d'augmentation de pression*

On regardait autrefois les femmes grosses comme pléthoriques;
après les expériences d'Andral et Gavarret, l'idée de pléthore ne fut
pas abandonnée. Beau et Cazeaux admirent l'augmentation, sinon des
matériaux solides, du moins de la partie liquide du sang. La polyémie
séreuse, l'état hydrémique du sang, entraînent forcément l'excès de
tension dans le système circulatoire, ou, mieux encore, la malade
étant hydrémique, les modifications mécaniques de la circulation peuvent provoquer le passage de l'albumine à travers le rein. Il résulte
des expériences d'Otto et Bidder (1) que les injections d'eau, dans le
système circulatoire, produisent l'albuminurie en augmentant la pression. Pour M. Mialhe, l'excès d'eau agirait en transformant l'albumine
globulaire insoluble en albumine globulaire soluble, qui est endosmo-
tique. Cette doctrine de la polyémie séreuse est acceptée par Cazeaux,
Beau, Bouillaud, Potain, Grégory, Johnson, Simon, Braun; elle est
défendue par Maugenest, auteur d'une excellente thèse sur l'éclampsie
puerpérale (1867).

Cet excès de tension qui s'exerce sur la circulation générale, ou sur
la circulation locale du rein, a été diversement interprété par les auteurs. Le célèbre professeur Chaussier faisait jouer un rôle à l'action
du froid, qui, supprimant les fonctions de la peau, augmente la tension
du sang et réagit sur les reins par action réflexe. La diminution de la

(1) Otto et Bidder, 1866.

sécrétion urinaire, qui entraîne l'accumulation de l'eau dans le sang et l'excès de tension, est invoquée par Jaccoud, Larcher, Blot, Traube, Rosenstein, croyaient à l'hypertrophie du ventricule gauche.

Outre cette augmentation de la pression générale, la circulation du rein peut être plus ou moins gênée, modifiée et subir le contre-coup d'influences variées. Blot (1) place l'albuminurie gravidique sous la dépendance de la congestion rénale active ou passive. Il est facile de comprendre que la présence dans l'intérieur de la cavité abdominale de l'utérus gravide doit apporter un trouble profond à l'hydraulique circulatoire de cette région. Le rein congestionné laisse transsuder l'albumine en quantité d'autant plus considérable qu'il est plus comprimé par l'utérus. Ce mécanisme, invoqué par Frerichs, Rosenstein, Wieger, Beckman, a l'avantage d'expliquer le mode d'action des causes prédisposantes, c'est-à-dire de la distension de l'utérus, qui facilite la compression des vaisseaux dans la primiparité. La tonicité des parois abdominales applique fortement l'utérus contre la colonne lombaire, avec d'autant plus d'énergie que la femme est primipare. Mais, comme le font remarquer Gubler et Depaul, derrière le globe utérin qui s'élève dans l'abdomen se trouve un paquet d'anses intestinales plus ou moins distendues, qui font office de coussin et diminuent singulièrement les effets de la compression. Le rein est d'ailleurs logé dans l'angle formé par les apophyses lombaires et, par sa position même, échappe à cette action. Nul doute que cette cause n'ait une réelle efficacité pour produire l'altération sécrétoire qui survient à la fin de la grossesse ; mais elle est impuissante à expliquer l'albuminurie des premiers mois. Comment, d'ailleurs, peut-il se faire que d'énormes tumeurs abdominales, qui exercent une action mécanique tout aussi puissante que l'utérus pendant la gestation, ne s'accompagnent pas d'albuminurie ? Frappé par cette objection en apparence insurmontable, le professeur Peter a rajeuni la théorie de la polyémie séreuse et proposé celle de la sérumurie.

(1) Blot, 1849, *loc. cit.*

Sérumurie de Peter (1). — La masse du sang est augmentée chez la femme enceinte.

Le rein, pendant la gestation, est soumis à une hypérémie, à une congestion presque constante, et cela pour plusieurs raisons :

1° Les analyses de l'urine des femmes grosses démontrent la présence d'une plus grande quantité d'urée, dont le chiffre est porté de 20 à 25 à 38 (Quinquaud). Avec l'augmentation de la quantité de matériaux extractifs s'accroît l'activité excrétoire de l'organe rénal, qui devient le siége d'une hyperémie fonctionnelle exagérée; « mais, qui dit plus de sang dans le rein, dit plus de pression vasculaire; qui dit plus de pression vasculaire, dit filtration possible, aveugle, insensée, du sérum du sang. »

2° Le rein est uni à l'utérus par une synergie fonctionnelle démontrée à l'état pathologique rénale, dans certains cas d'ectopie rénale par exemple. Le docteur Becquet a vu le rein se congestionner et devenir le siége d'une pesanteur douloureuse pendant la période cataméniale; ce qui prouve jusqu'à l'évidence qu'il y a plus qu'un voisinage entre le rein et l'utérus, que ces deux organes sont liés entre eux par un rapport fonctionnel incontestable.

3° Enfin les artères rénales naissent de l'aorte, très-près des utéro-ovariennes; le courant sanguin qui traverse ces dernières, considérablement augmenté pendant la grossesse, passe devant les rénales, qui doivent forcément se dilater.

Pour ces causes réunies, exagération de l'uropoïèse, synergie fonctionnelle, solidarité vasculaire, le rein de la femme enceinte se congestionne et se laisse traverser par la partie liquide du sang tout entière avec son albumine: il y a *sérumurie*.

En opposition avec les auteurs admettant la polyémie séreuse, nous trouvons M. Bailly qui affirme que cet état du sang est plutôt supposé que démontré, cherche ailleurs la cause de l'albuminurie et tend à faire triompher la théorie suivante :

(1) Peter, *Leçons de clin.*, t. II, p. 602.

C) *Les lésions rénales sont la cause de l'albuminurie gravidique*

Compression des veines émulgentes par l'utérus gravide; gêne mécanique dans la circulation de ces vaisseaux et, comme conséquence de cette congestion prolongée, altération d'abord superficielle, profonde ensuite, du parenchyme rénal, et albuminurie : telle est la succession des phénomènes admise par Rayer, Bach, Imbert-Gourbeyre, Frerichs, Braun, Bartels, Cazeaux, Wieger, etc. Imbert-Gourbeyre considère toute femme enceinte albuminurique comme atteinte de mal de Bright. On lui objecte que le mal de Bright est une maladie fort grave, guérissant très-rarement; que l'albuminurie gravidique, au contraire, est le plus ordinairement passagère et transitoire et ne saurait, par conséquent, relever d'une lésion organique durable.

Bailly, le partisan zélé de la néphrite albumineuse des femmes enceintes, va au-devant de l'objection, qu'il juge sans valeur ; car, s'il est vrai que le mal de Bright chronique, caractérisé par des lésions atrophiques ou graisseuses du rein, soit le plus souvent incurable, il n'en est plus de même de la forme aiguë à lésions superficielles, qu'on rencontre dans la très-grande majorité des cas : ainsi s'explique la disparition facile de l'albuminurie gravidique. Aux cas de Marchal (de Calvi), de Depaul, dans lesquels les lésions rénales ont été cherchées en vain chez des femmes albuminuriques ayant succombé à l'éclampsie, Bailly oppose l'insuffisance des investigations : l'examen microscopique a été négligé, et l'on ne saurait conclure à la non-existence de lésions épithéliales superficielles, parce que l'examen à l'œil nu n'a pas donné de résultats.

D.) *Albuminurie gravidique accidentelle.*

La femme enceinte n'est pas à l'abri de l'action des causes qui provoquent l'albuminurie ou le mal de Bright en dehors de l'état de grossesse. Qu'une femme atteinte d'une lésion cardiaque encore compensée devienne grosse, et l'état morbide antérieur trouvera dans la grossesse une influence des plus favorables à son développement. Soumise à l'action du froid, la femme subira la répercussion sur les reins **avec** d'autant plus de facilité que ces organes ont été plus longtemps congestionnés et irrités par le passage de l'albumine dans les premiers temps de la gestation; dorénavant « ils font l'albuminurie pour leur propre compte [1]. » En somme, dans l'albuminurie gravidique accidentelle, il y a simple coïncidence entre ce symptôme et la grossesse; il est pourtant difficile de refuser à cette dernière le rôle d'influence adjuvante.

Ici finit l'étude des causes, soit prédisposantes, soit occasionnelles, de l'éclampsie ; une large part a été faite aux considérations relatives à la pathogénie de l'albuminurie gravidique, en raison de l'importance considérable accordée à ce symptôme par les auteurs qui ne voient dans l'éclampsie qu'une conséquence des désordres de la fonction uropoïétique. Nous verrons plus loin quelle est la fréquence de l'albuminurie chez les éclamptiques, et nous nous efforcerons de pénétrer sa signification.

Nous allons dès maintenant aborder l'étude de l'anatomie pathologique, qui nous conduira logiquement à celle de la pathogénie.

(1) Gubler, *loc. cit.*

CHAPITRE IV

ANATOMIE PATHOLOGIQUE

Il est impossible de trouver à l'autopsie des femmes ayant succombé à l'éclampsie des lésions constantes qui rendent compte des phénomènes convulsifs observés pendant la vie, et tous les efforts des pathologistes accomplis dans ce sens sont restés sans résultat ; on n'a pu trouver dans les centres nerveux le corps du délit, l'altération matérielle à laquelle les convulsions puissent être rapportées : « Ces modifications organiques, dit Bailly, sont ou très-fugaces et ne laissent aucune trace de leur existence après la mort, ou si délicates qu'elles échappent à nos moyens d'investigation ; car, dans un grand nombre de cas, on ne trouve à l'autopsie des femmes ayant succombé à cette maladie aucun désordre matériel saisissable de l'encéphale ou de ses enveloppes. »

L'anémie absolue du cerveau, que nous avons observée (obs. I), suffit-elle à expliquer les désordres nerveux ? Assurément, non, et plus loin nous verrons pourquoi. D'ailleurs, la congestion, l'anémie, les épanchements de sang ou de sérosité, les hémorrhagies qui déchirent profondément la pulpe cérébrale, sont des phénomènes qu'on peut considérer, dans tous les cas, comme consécutifs aux convulsions. Aussi faut-il s'enquérir, comme le faisait Dubois, de l'instant précis auquel la femme a succombé : si la mort est survenue pendant les paroxysmes, la gêne profonde apportée à la circulation rend bien compte de l'énorme dilatation des vaisseaux de l'encéphale et de ses enveloppes, des épanchements apoplectiques situés dans les cavités ventriculaires ou dans l'épaisseur de la pulpe nerveuse. Mme Lachapelle, Velpeau et Stoltz, en citent des exemples. On voit de temps en temps le sang répandu en nappe à la surface des hémisphères. Depaul a fait l'autopsie d'une éclamptique dont le cerveau renfermait au centre de chaque hémisphère deux énormes caillots de sang. L'auteur se garde bien de considérer cette lésion comme primitive.

Le bulbe, la protubérance, la moelle épinière, ne présentent jamais de lésion bien importante. Comme le cerveau, ils peuvent être eux-mêmes le siége d'une hyperémie assez forte, qui n'est que le résultat du raptus sanguin qui s'opère du côté de l'axe cérébro-spinal. Il ne me paraît pas douteux, ajoute Depaul, que cet état soit sous la dépendance des accès.

Enfin l'éclampsie peut s'accompagner d'autres complications cérébrales, telles que la méningite, qui serait très-fréquente, d'après Cazeaux, puisque cet habile observateur l'a trouvée quatre fois sur sept, ainsi que nous l'avons dit plus haut.

Les poumons sont le siége d'une stase séro-sanguine très-prononcée et présentent parfois des noyaux apoplectiformes. Ces lésions sont la conséquence de la gêne profonde apportée à la circulation pendant les paroxysmes. Nous avons trouvé un épanchement de sérosité dans les cavités pleurales, fait déjà signalé par Denman. Boër a vu l'emphysème pulmonaire.

Contrairement à l'opinion de Braun, qui croit que le cœur est assez généralement flasque et vide, nous l'avons trouvé rempli et dilaté par d'énormes caillots sanguins, qui semblaient avoir été la cause prochaine de l'asphyxie. Un épanchement péricardique assez abondant comprimait l'organe.

Quant au foie, il ne présentait rien d'anormal dans notre première observation. Les altérations signalées par le docteur Marchal (1) consistaient en larges plaques hémorrhagiques, disséminées autant à la

____

(1) Thèse d'Hypolitte. Strasbourg, 1879.

surface qu'à l'intérieur de l'organe; en dehors de ces états la substance hépatique était pâle et anémiée, et il existait en outre d'autres lésions portant sur les capillaires sanguins, qui étaient infiltrés de graisse, irréguliers de forme au niveau de ces foyers hémorrhagiques.

La rupture de l'utérus a été signalée par Cazeaux. Depuis la découverte de l'albuminurie chez les éclamptiques, c'est surtout du côté des reins que furent dirigées les recherches; les lésions rénales furent regardées comme constantes, dans l'éclampsie, par Braun, Frerichs Litzman, Lebert, en Allemagne; par Lever, Stuart-Cooper, Simpson en Angleterre; par Rayer, Cahen, Bach, Imbert-Gourbeyre, Cazeaux, Bailly, Wieger, Peter et Pélissier, en France. Il est en effet des cas où ces lésions sont manifestes, incontestables et arrivées à un degré assez avancé. Voici quel fut le résultat de l'examen des reins dans l'observation d'éclampsie avec récidive appartenant à Lumpe, de Vienne, et rapportée plus haut: « Le rein gauche était au second degré de la maladie de Bright, le rein droit atrophié, du volume d'un œuf de pigeon, sillonné de nombreuses traînées cicatricielles. Cette observation est d'autant plus instructive, que la relation entre l'éclampsie et la maladie des reins est évidente. Lors des deux premiers accouchements, c'est le rein droit qui fut atteint de maladie de Bright; le rein gauche était encore sain; dans tous les deux, il survint des attaques d'éclampsie. Lors du troisième et du quatrième accouchement, l'atrophie du rein droit avait fait des progrès; le rein gauche était toujours encore sain; aussi n'y eut-il pas éclampsie. Comme au moment du cinquième accouchement, le rein gauche, qui seul fonctionnait encore, était également malade; les convulsions éclatèrent de nouveau, et devinrent mortelles cette fois, par la lésion cérébrale qui en fut la conséquence. » Depaul et Peter ont trouvé des reins profondément altérés, atrophiés, d'aspect jaunâtre et possédant quelques-uns des caractères qui donnent à la glande rénale, suivant l'expression de Rayer, la coloration de chair d'anguille.

Rarement les lésions sont aussi avancées; le processus morbide s'arrête d'ordinaire aux périodes initiales, dont les symptômes sont :

l'augmentation du volume de l'organe, la congestion, soit active, soit passive; un certain degré d'œdème du tissu interstitiel, la desquamation des *tubuli,* les exsudations albumino-fibrineuses dans l'intérieur du parenchyme rénal. Nous l'avons déjà dit, pour M. Bailly, ces altérations ne manquent jamais et s'offriraient toujours à l'observateur qui sait les rechercher à l'aide de moyen1 convenables, c'est-à-dire ne négligeant jamais l'examen microscopique.

Telle n'est pas l'opinion d'auteurs consciencieux et dont le nom fait autorité dans la science. Là où les partisans de la théorie du mal de Bright voient des lésions anatomiques constantes, ceux-ci ne trouvent que des modifications à peine sensibles, des changements à peine appréciables et se refusent à admettre qu'il y ait toujours lésion rénale dans l'éclampsie. Regnault, Devilliers, Blot, Stoltz, Depaul, soutiennent cette opinion. Depaul n'a trouvé des lésions rénales que *très-exceptionnellement* dans les nombreuses autopsies de femmes éclamptiques qu'il a eu l'occasion de faire, et il espère que, lorsqu'il assure qu'il n'a rien vu, on lui fera l'honneur de croire qu'il n'y avait rien à voir. « Il est facile, ajoute-t-il, de dire à un observateur qu'il a mal cherché, qu'il ne s'est pas entouré des précautions et des instruments convenables pour découvrir une lésion, lorsqu'on n'a plus sous la main les pièces anatomiques qui prouvent que les recherches avaient été bien faites et qu'il est impossible de découvrir une lésion où elle n'existe pas. »

Blot croit la néphrite très-rare. Sur 7 femmes éclamptiques et albuminuriques autopsiées avec le plus grand soin, cet observateur n'a trouvé la néphrite que 3 fois. Sur les 22 autopsies de M. Imbert-Gourbeyre, 13 fois seulement il note l'altération granuleuse des reins; Braun, 7 fois sur 12 autopsies.

Quant à nous, bien que la seule autopsie à laquelle nous ayons pu assister nous ait présenté un exemple de lésions rénales, superficielles il est vrai, mais qui n'en existaient pas moins, nous sommes disposé à croire, d'après l'étude et l'analyse des faits, que la fréquence des lésions rénales a été considérablement exagérée par Imbert-Gourbeyre, Bach, Bailly, Peter; que, sans être très-rares, les néphrites ne constituent pas une lésion anatomique essentielle de l'éclampsie puerpérale.

En l'absence de toute altération caractéristique constatée sur le ca-
davre, on a cherché dans les divers fluides de l'économie, dans les
modifications variées que subissent le sang et l'urine, l'explication des
phénomènes convulsifs. Nous retrouverons toutes ces théories dans
l'article consacré à l'étude des conditions pathogéniques.

CHAPITRE V

PATHOGÉNIE

Les principales opinions émises sur la nature de la maladie seront successivement étudiées :

1° L'éclampsie est le résultat d'une altération matérielle des centres nerveux ou de leurs enveloppes

La doctrine qui rattache les phénomènes convulsifs à une altération matérielle des centres nerveux a longtemps régné dans la science, et Marchal (de Calvi), en 1851, s'en est constitué le défenseur. Malheureusement pour la théorie, on rencontre très-rarement des lésions des parties de l'encéphale qui, d'après les expériences des physiologistes, sont seules capables de determiner des convulsions (bulbe, protubérance, tubercules quadrijumeaux, moelle épinière), et nous avons démontré que les diverses altérations constatées pouvaient être considérées comme consécutives. Rosenstein, Traube ont développé la théorie de l'œdème cérébral avec anémie consécutive ; le professeur Jaccoud lui a donné l'appui de son nom et l'a décrite sous le nom d'*urémie mécanique*.

Avant les travaux de Bright et de Rayer, on mettait l'encéphalopathie sur le compte de l'hydrocéphalie ; depuis la découverte de l'albuminurie, la fluidité plus grande du sang en rapport avec la perte du principe qui lui donne sa plasticité semble devoir faciliter les transsudations séreuses ; l'état hydrémique du sang et l'excès de tension développé par la grossesse conduisaient à l'épanchement de sérosité dans l'encéphale ; c'était un retentissement théorique des expériences d'Andral et Gavarret, de Becquerel et Rodier, sur la diminution des globules du sang pendant la grossesse. D'ailleurs, les expériences de laboratoire viennent en aide aux conceptions purement théoriques : Munck (1), au moyen d'une injection d'une certaine quantité d'eau dans les carotides d'un chien, réussit, le premier, à provoquer des accès convulsifs semblables à ceux de l'éclampsie, et, d'un autre côté, Bidder démontra que la dilution du sang n'était pas moins indispensable que l'augmentation de pression. Deux conditions devaient donc se trouver réunies chez la femme enceinte pour expliquer l'œdème cérébral : l'état hydrémique et l'augmentation de pression. La première s'expliquait par la désalbumination du sang ; la seconde, Traube la chercha dans l'hypertrophie cardiaque ; Jaccoud, dans la diminution de la secrétion urinaire. Il est, en effet, des cas d'éclampsie où la diminution considérable de la quantité d'urine coïncide avec l'augmentation de densité de ce liquide ; la moyenne quotidienne, étant représentée par le chiffre 1,200 gr., tombe parfois à 200, ce qui nous indique qu'une grande quantité d'eau est retenue dans le sang. L'accumulation progressive du liquide développe un excès de tension, dont la conséquence immédiate est la transsudation de sérosité à travers les membranes vasculaires de l'encéphale. « Muni de ces données palpables et tangibles, dit Jaccoud, je puis, en toute sécurité, juger de l'invisible par le visible, et j'attribue sans hésitation l'encéphalopathie à un œdème cérébral voisin déjà de l'hydrocéphalie. » Tel est le mécanisme de l'*urémie mécanique*, expression peu exacte, car elle réveille l'idée d'intoxication par l'urée, que Jaccoud n'hésite pas à rejeter.

A l'opinion de Traube et de Jaccoud sur l'hydrocéphalie cérébrale on peut objecter que l'œdème du cerveau et de ses membranes, loin de produire la suractivité du fonctionnement cérébral et la perversion

(1) Munck, *Ueber Urœmie* (in *Berl. Klinik Wochenschrift*), p. 113. 1864.

des mouvements, semble plutôt de nature à déterminer l'affaissement ; d'ailleurs, ne voyons-nous pas tous les jours échapper à l'éclampsie des sujets très-infiltrés et chez lesquels on peut penser que la cavité crânienne n'a pas échappé à l'hydropisie générale. Il résulte même des observations de Blot que les sujets les moins infiltrés sont de préférence frappés par l'éclampsie.

L'œdème et l'infiltration des membranes du cerveau ont fait défaut chez notre éclamptique, qui réunissait toutes les conditions invoquées par Jaccoud : hydropisies considérables, diminution de la quantité d'urine. Nous pouvons donc nous associer hardiment aux conclusions de Bailly : «Nous ne saurions voir la cause habituelle de l'éclampsie dans des lésions relativement rares et dont l'effet probable serait de produire l'affaissement des fonctions nerveuses, plutôt que l'exagération ou la perversion de ces mêmes fonctions. »

L'éclampsie est causée par une congestion cérébrale et spinale

L'opinion qui attribue l'éclampsie à l'hyperémie cérébrale est la plus ancienne de toutes. Mauriceau (1) admettait qu'il se portait au cerveau une quantité de sang trop échauffé, et Broussais n'hésitait pas à déclarer que les phénomènes convulsifs étaient dus à la congestion. H. Blot (1849), dans sa remarquable thèse sur l'albuminurie gravidique, s'efforça de démontrer que l'éclampsie et l'albuminurie sont deux symptômes marchant parallèlement et se développant sous l'influence de la même cause, la congestion portant à la fois sur l'axe nerveux et sur les reins.

Que la congestion des centres cérébro-spinaux soit fréquemment constatée à l'autopsie de femmes éclamptiques, le fait est indiscutable et n'étonnera personne, si l'on songe à la gêne profonde de la respiration et de la circulation qui accompagne les paroxysmes ; la contraction violente des muscles cervicaux met un obstacle presque insur-

(1) Mauriceau, *Traité des maladies des femmes grosses*, t. I, p. 335.

montable au retour du sang veineux vers le cœur, et détermine du côté du cerveau un raptus sanguin très-énergique. Si la femme succombe dans cette période, quoi d'étonnant si l'on trouve la congestion cérébrale ? Ce phénomène est consécutif, et non primitif : il est l'effet, mais non la cause.

S'il fallait comparer les accès convulsifs caractéristiques de l'éclampsie aux symptômes de la congestion cérébrale, quelle ressemblance trouverions-nous ? Une première période prodromique avec céphalalgie, troubles de la vue, paresse intellectuelle, peut être commune aux deux affections ; de même le coma qui suit l'accès et s'accompagne de respiration stertoreuse, de résolution générale avec obnubilation de toutes les facultés, se rencontrera dans la congestion cérébrale ; mais, dans cette période terminale de l'éclampsie, il existe en effet de la congestion, qui tient sous sa dépendance ces divers phénomènes. C'est en vain qu'on cherchera dans le tableau symptomatique de la congestion cérébrale, caractérisée surtout par la torpeur, la somnolence, la résolution, la dépression, les paralysies même, ces phénomènes convulsifs, toniques d'abord et cloniques ensuite, se reproduisant dans un ordre fatal et avec une parfaite ressemblance. Les convulsions qui accompagnent la congestion cérébrale simple surviennent rarement et ne se présentent jamais avec cette succession de mouvements toniques et cloniques qui font de l'éclampsie une affection convulsive à caractères bien déterminés.

Pour tout expliquer, certains auteurs ont mis cette période convulsive, intermédiaire aux deux autres, sur le compte de l'hyperémie rachidienne. Outre que les symptômes propres à la congestion de la moelle sont encore mal connus, qu'il n'est pas suffisamment prouvé que certains mouvements épileptiques et tétaniques puissent être rattachés à la congestion médullaire, les autopsies ont donné les résultats les plus inconstants. Il est donc impossible, dans l'état actuel de nos connaissances, de voir dans les lésions si variables de la moelle la cause déterminante de l'éclampsie.

Concluons que la congestion des centres nerveux est un phénomène secondaire, consécutif aux accès convulsifs; qu'on ne peut lui accorder une importance capitale dans la pathogénie de l'éclampsie, puisqu'il n'est pas rare de trouver, ainsi que nous l'avons vu dans notre première observation, l'état absolument opposé, c'est-à-dire l'anémie.

3. L'anémie générale ou l'anémie cérébrale est la cause de l'éclampsie.

Se fondant sur les expériences de Haller, qui enlève seize livres de sang à une jument et voit se produire des mouvements convulsifs, certains auteurs ont cherché à établir une identité complète entre les accès éclamptiques et les convulsions qui manquent rarement chez les sujets succombant à une hémorrhagie très-abondante.

On ne doit pas, à notre avis, s'exagérer le degré d'anémie des femmes enceintes. Si les analyses d'Andral et Gavarret ont démontré la diminution du chiffre des globules, Beau et Cazeaux ont, avec raison, admis la pléthore séreuse. Il n'y aura donc jamais une ressemblance bien grande entre l'état de la femme qui meurt d'hémorrhagie et celui de l'éclamptique, puisque chez la première le système circulatoire est flasque et vide, qu'il est hyperdistendu chez la seconde. D'ailleurs, le chiffre des globules ne tombe jamais aussi bas que dans certains cas de chloro-anémie simple. Regnault a fait l'analyse du sang de 34 femmes grosses, et il a compté, l'état normal des globules rouges étant de 127 p. 1000 :

145 globules rouges p. 1000 parties de sang chez 1 femme
127 . . . . 1 »
125-120 . . . . 6 »
120-95 . . . . 26 »

D'après cette statistique même, un quart des femmes enceintes échappe à l'anémie; et ne voyons-nous pas l'éclampsie éclater chez des femmes ayant toutes les apparences de la pléthore sanguine et d'une constitution vigoureuse?

Et, si l'on admettait que l'anémie peut jouer le rôle de cause déterminante dans la production des accidents convulsifs, peut-on voir une
parfaite ressemblance entre ces mouvements désordonnés, étendus,
se reproduisant sans ordre, chez les sujets qui meurent exsangues, et
les tremblements particuliers, caractéristiques de l'accès éclamptique,
avec leurs périodes spéciales bien marquées, bien distinctes ? Assurément, non; et nous pouvons conclure, avec Bailly, que cette hypothèse
de l'anémie générale n'a pas une base solide, et « qu'il convient de placer dans une influence d'un autre ordre la cause prochaine de la convulsion.»

L'anémie partielle ou cérébrale a été invoquée par des auteurs d'un
grand mérite, pour expliquer les accidents.

A. Fournier, dans sa remarquable thèse, s'exprime ainsi (1) : « Pour
certains auteurs, pour Traube et M. Sée, les phénomènes de l'éclampsie
ne seraient pas sans analogie, au point de vue du mode intime de leur
production, avec le processus pathogénique que Kussmaul, Tenner et
d'autres, assignent à l'épilepsie. Sous l'influence de l'altération du sang,
il se produirait une excitation des nerfs vaso-moteurs et des artères
centrales. Ces artères se contractant, il en résulterait, soit des convulsions par oligémie du bulbe, soit du coma par oligémie de l'encéphale. »

Nous avons trouvé à l'autopsie de notre éclamptique l'anémie des
centres nerveux, et, chez la malade du docteur Coste (obs. IV), les
hémorrhagies répétées ne semblent pas étrangères à la production
d'accidents rapidement mortels; mais de semblables faits sont trop
exceptionnels et trop souvent contredits par les résultats de l'examen
cadavérique pour servir de base à une théorie rationnelle. Si l'anémie
joue un rôle, elle intervient comme cause adjuvante, qui hâte l'explosion des accidents.

(1) Th. d'agrégat., Paris, 1863.

4° L'éclampsie est une névrose; réflexe spinal; souffrance de l'utérus

P. Dubois, qui se préoccupait beaucoup de la nature de l'éclampsie, la considérait comme une névrose, et M. Depaul croit que c'est peut-être encore là la théorie la plus acceptable.

Jacquemier écrivait, en 1846, que l'éclampsie paraît être à l'épilepsie ce que l'état aigu est à l'état subaigu dans la même maladie. Cette opinion, qui range l'éclampsie dans la classe des névroses, a eu cours dans la science pendant fort longtemps; la richesse en synonymes, signalée au commencement de ce travail, en fait foi. Mme Lachapelle confond même l'épilepsie avec l'éclampsie dans certaines observations de femmes qui, suivant elle, n'auraient été épileptiques que pendant leur grossesse. Jusqu'en 1861, Dubois professa la doctrine suivante (1) : « L'éclampsie est le résultat d'une réaction sympathique de l'utérus sur le système nerveux. Tout le monde sait combien sont fréquentes les réactions de l'utérus par l'intermédiaire du système nerveux. Aussi suis-je disposé à admettre les réactions comme une des causes les plus ordinaires de l'éclampsie qui survient avant le terme de la grossesse. »

Il est vrai que l'accès d'éclampsie est, à très-peu de chose près, identique à celui d'épilepsie ; le coma diffère peu, et, quant aux prodromes, ces éblouissements, troubles de la vue, céphalalgie, douleur épigastrique, peuvent à la rigueur être comparés à l'*aura epileptica*. Enfin, dans l'une comme dans l'autre maladie, les lésions anatomiques sont peu constantes et impuissantes à donner l'explication des phénomènes observés pendant la vie. Mais le caractère essentiel d'une névrose, c'est la chronicité. L'idée de névrose exclut l'état aigu ; or il est commun de voir les convulsions puerpérales disparaître et guérir d'une façon très-rapide; les femmes qui meurent succombent aux lésions consécutives. Si l'éclampsie n'était autre chose que l'épilepsie aiguë, pourquoi ver-

(1) *Gaz. des hôp.*

rait-on les accès convulsifs éclater pour la première fois pendant la grossesse et disparaître sans retour? Pourquoi toujours chez les femmes et jamais chez l'homme, atteint si souvent d'épilepsie chronique? Il est donc bien vrai que les modifications particulières apportées dans l'organisme de la femme par l'état puerpéral sont une condition indispensable à la production des accès éclamptiques.

Obligés d'abandonner l'idée de névrose essentielle, qui n'offre à l'esprit que des notions bien vagues sur la nature d'une maladie caractérisée par les troubles de l'intelligence, de la sensibilité et du mouvement, les auteurs ont cherché à localiser dans un point particulier de l'organisme, dans un organe, le point de départ de l'éclampsie. Scanzoni et Tyler-Smith ont été les rénovateurs de l'hypothèse d'après laquelle les convulsions résultent du retentissement sur la moelle de l'irritation des nerfs sensitifs du conduit vulvo-utérin pendant la grossesse et surtout pendant le travail. L'opinion était déjà ancienne, puisque Gardien écrivait, en 1816 : « Les efforts auxquels se livre la matrice pour l'expulsion de l'enfant contribuent à augmenter cette irritabilité de la fibre utérine qui produit les convulsions. » Partie de l'utérus, l'irritation douloureuse des nerfs se réfléchit dans la moelle et se transforme en mouvements convulsifs. Axenfeld (1) invoque l'excitation plus ou moins violente des nerfs de l'utérus et du petit bassin pour expliquer le développement des convulsions puerpérales ; aussi on comprend l'influence de la primiparité, du rachitisme, des rétrécissements divers, et en général de toutes les causes qui entraînent avec elles la distension douloureuse des parties molles douées d'une sensibilité en rapport avec la richesse de l'innervation.

Nous sommes disposé à faire une large part à l'élément douleur, dans la série des causes qui déterminent l'explosion de l'accès éclamptique ; rien n'est plus propre à hâter l'invasion des accès, à provoquer le retour des paroxysmes, que la souffrance déterminée par la pression d'une tête fœtale volumineuse sur un col peu dilatable, sur un orifice

____

(1) Art. NÉVROSE, in *Path. int.* de Requin.

vulvaire rétréci, et nous pouvons dire, avec un grand nombre d'observateurs, que le début de l'attaque coïncide parfois avec le retour d'une contraction douloureuse ; mais nous n'accordons au surcroît de douleur et au pouvoir réflexe de la moelle qu'un rôle accessoire, qui ne fait sentir son influence réelle qu'avec le concours d'une prédisposition dont nous essayerons plus tard de pénétrer les caractères. Où serait, en effet, l'irritation des nerfs de l'utérus, où serait la douleur, où serait la cause première des accidents, dans les cas où l'éclampsie éclate avant tout phénomène de travail, ce qui serait le plus fréquent, d'après Stoltz ? dans ceux, au contraire, où les convulsions surprennent la femme après la délivrance, alors qu'elle est calme, tranquille et ne gardant que le souvenir des douleurs de l'accouchement ? Notre observation III nous offre à cet égard un exemple remarquable.

5° **Altération du sang**

Albuminurie. — Nous arrivons, enfin, à l'étude d'un symptôme capital, auquel on fait jouer un grand rôle dans la pathogénie de l'éclampsie : nous voulons parler de l'albuminurie. La présence très-fréquente de l'albumine dans les urines des femmes éclamptiques ne pouvait être considérée comme fortuite ; mais l'altération du sang, caractérisée par la diminution de la quantité d'albumine, paraît impuissante à exercer sur les centres nerveux cette stimulation anormale dont les convulsions seraient la conséquence. Depuis Blot, personne n'établit un lien de causalité direct entre l'albuminurie et l'éclampsie ; ce sont deux états qui marchent parallèlement ensemble. Étudions les rapports qui les unissent.

RAPPORTS DE L'ÉCLAMPSIE ET DE L'ALBUMINURIE

« Toutes les femmes grosses atteintes d'éclampsie sont albuminuriques. » Telle est la proposition formulée par Cazeaux, confirmée par Frerichs et par tous ceux qui ont étudié l'éclampsie chez la femme grosse (1). La réciproque n'a jamais été regardée comme vraie. Toutes les femmes enceintes albuminuriques ne deviennent pas éclamptiques; il s'en faut et de beaucoup. Blot a observé l'éclampsie 7 fois sur 41 femmes albuminuriques ; Stoltz, 1 fois sur 7 : Braun, 6 sur 35 ; Imbert-Gourbeyre, 94 fois sur 159. En résumant les chiffres de Devilliers, de Meyer, de Blot, on trouve que l'éclampsie survient chez un quart du nombre des femmes enceintes albuminuriques. Donc, premier point, le fait seul de l'albuminurie, quelle qu'en soit l'origine, ne produit pas l'éclampsie.

Second point: l'éclampsie peut exister sans albuminurie. Si des observateurs d'une grande autorité, Devilliers, Cazeaux, Czermack, Blot, Frerichs, Braun, Litzmann, Peter, Bailly, ont toujours rencontré l'albumine dans les urines des éclamptiques, d'autres non moins recommandables, sans nier la coexistence habituelle des deux états, soutiennent que le symptôme albuminurie manque quelquefois. Lever lui-même citait une malade, sur 14 qu'il eut l'occasion d'observer, qui n'était pas albuminurique. M. Depaul rapportait en 1854, devant l'Académie de médecine, trois autres observations, l'une appartenant à Dubois, l'autre à Mascarel, dont il était chargé d'examiner le mémoire; il a cité, depuis, sept à huit cas semblables. Trousseau, Leuret, Lhuillier, ont signalé des faits analogues.

En compulsant les ouvrages étrangers, on rencontre des exemples nombreux d'éclampsie sans albuminurie. En effet, le mémoire publié

(1) Peter, *loco citato*.

par Brummerstadt (1) en 1866 est basé sur l'analyse de 135 cas d'éclampsie. Sur ce total, 106 fois seulement l'urine était albumineuse. La même année, Davis (*the Lancet*) publiait une observation d'éclampsie sans albuminurie. Dans quatre cas rapportés par Hicks (*Trans. of the Obst. Soc. of London,* 1867), il n'y a pas eu d'albuminurie avant l'explosion de l'encéphalopathie. Le travail de Mieczkowski (Berlin, 1869) nous montre que, sur 50 cas, l'albuminurie a manqué 4 fois. En 1875, Fabre (thèse de Montpellier) a rapporté deux observations d'éclampsie sans albuminurie. L'observation III, que nous rapportons au commencement de notre travail, nous offre une preuve peu douteuse de l'existence possible de l'éclampsie sans albuminurie.

Ce n'est pas tout : il existe des causes d'erreur que nous allons passer en revue, dans l'appréciation des rapports de l'éclampsie et de l'albuminurie. La plupart des observations d'albuminurie ont été recueillies pendant le travail ou après le début des accidents convulsits. C'est même là le grand défaut des statistiques de Blot. Or le travail d'une part, l'éclampsie de l'autre, peuvent, par leur propre influence, provoquer l'apparition de l'albumine dans les urines.

Albuminurie du travail. — Voici quel est le mode de production de cette albuminurie. Quand apparaissent les premières contractions de la matrice destinées à expulser le produit de la conception, le tissu utérin, jusque-là mou, souple et sans résistance, se durcit et acquiert une fermeté et une consistance particulières. Ordinairement incliné à droite pendant la grossesse, l'utérus se redresse en ce moment vers la ligne médiane, pour se dessiner nettement sous la paroi abdominale antérieure et comprimer plus efficacement les gros troncs vasculaires qui le séparent de la colonne vertébrale. En se contractant, les fibres musculaires de l'utérus qui enlacent les vaisseaux, et constituent autour d'eux mille *ligatures vivantes*, les étreignent, effacent leur lumière,

(1) Brummerstadt W., *Bericht. a.d. Central Hebammenlehranstalt in Rostock, nebst einer statist. Zusammenstellung aus* 135 *theils veröffentlichten, theils noch unbekannten Fallen von Eclampsie.* Rostock, 1866.

produisant ainsi le double effet signalé par le docteur Petit : d'empê-
cher l'accès du sang artériel et de chasser violemment par expression
le sang veineux des parois de l'organe. Le résultat final de ces diverses
influences sera l'augmentation de pression au niveau des vaisseaux du
rein, qui, uni avec l'utérus pendant la grossesse par une synergie fonctionnelle que nous avons démontrée, se trouve depuis longtemps congestionné, en imminence morbide, en un mot dans des conditions favorables à la transsudation facile de l'albumine. Ainsi se trouve justifiée
la distinction établie dès 1843 par Lever, entre l'albuminurie de la
grossesse et l'albuminurie du travail ; on s'expose, en établissant une
statistique uniquement sur des analyses de femmes en travail, à se faire
une idée fausse sur la fréquence de l'albuminurie gravidique et ses
rapports avec l'éclampsie.

L'éclampsie peut produire l'albuminurie. — L'éclampsie peut produire l'albuminurie de deux façons : 1° par des troubles nerveux qu'elle
provoque ; 2° par les modifications mécaniques qu'elle apporte à la
circulation.

Depaul a pu constater, chez plusieurs femmes éclamptiques, la production de l'albuminurie après les accès convulsifs ; Blot, l'augmentation de la quantité d'albumine pendant les accès. En rapprochant ces
faits de ceux de Claude Bernard, qui a noté dans plusieurs circonstances la présence de l'albumine dans les urines des épileptiques
après les attaques ; des faits de Bright lui-même, qui tendent à faire
considérer l'albuminurie comme une conséquence possible des attaques épileptiques, on voit bien que l'opinion qui place l'albumine
sous la dépendance des convulsions n'a rien de trop hasardé. Les faits
expérimentaux vinrent à l'appui de la théorie : après les expériences
démontrant l'influence du système nerveux sur les glandes, les rapports intimes qui unissent, lorsqu'on pique le plancher du quatrième
ventricule, l'albuminurie à l'irritation nerveuse, les cliniciens se
posèrent la question de savoir si la modalité nerveuse qui causerait
chez la femme l'albuminurie disposerait aux convulsions éclamptiques.

Dubois disait dans ses *Leçons cliniques* (1) : «Depuis que de nombreuses expériences ont établi que la lésion de certaines parties du système nerveux détermine subitement les troubles les plus variés de la sécrétion urinaire, il n'y aurait rien d'impossible que l'albuminurie fût, non la cause de l'éclampsie, mais le résultat de la même lésion qui cause la maladie nerveuse. »

Enfin on a admis que les convulsions peuvent être la cause de l'albuminurie d'après un autre ordre de faits :

Les accès convulsifs modifient mécaniquement la circulation, en amenant des congestions passives dans les viscères principaux ; le rein n'échappe pas à cette influence ; et, d'autre part, les troubles profonds de la respiration et de l'hématose chez les éclamptiques, qui ont pour effet, d'après Jaccoud, d'entraver les transformations des albuminoïdes, sont éminemment favorables à la production de la leucomurie.

Il est donc établi que toutes les éclamptiques ne sont pas albuminuriques, et qu'il faut avoir soin, dans l'appréciation du nombre des albuminuriques, d'éviter les causes d'erreur que nous venons de signaler. Pour avoir le droit d'établir une relation de cause à effet entre l'albuminurie et l'éclampsie. il faut posséder des renseignements précis sur l'état antérieur de la sécrétion urinaire. «En résumé dit, Jaccoud (2), toutes les femmes enceintes albuminuriques ne deviennent pas éclamptiques ; toutes les éclamptiques ne sont pas albuminuriques ; donc toute théorie qui établit un rapport constant et nécessaire entre l'albuminurie et l'éclampsie est une théorie fausse. »

Dans les cas, évidemment les plus nombreux, où l'albuminurie a précédé l'éclampsie, nous devons nous demander quelle relation peut exister entre ces deux symptômes, et nous poser la question suivante :

(1) *Gaz. des hôp.*, 1842.
(2) *Cliniques de Larib.*, t. II, p. 735.

L'éclampsie est-elle une manifestation d'un mal de Bright puerpéral ?

Un grand nombre d'auteurs remarquables, Simpson, Christison, Braun, Frerichs, Litzman, Cazeaux, Cahen, Imbert-Gourbeyre, Rayer, Wieger, Peter, Petit, répondent affirmativement à cette question. « La véritable éclampsie des femmes enceintes, dit Frerichs, ne se montre que chez les femmes souffrant de l'affection rénale; les lésions des reins ne sont pas toujours tranchées à première vue ; elles sont même peu avancées en général, mais le microscope les révèle avec précision. »

En étudiant les lésions anatomiques trouvées à l'autopsie des femmes éclamptiques, nous avons démontré l'inconstance des altérations rénales et rejeté par là même la théorié d'Imbert-Gourbeyre, tendant à établir une identité entre l'éclampsie et le mal de Bright. Assurément le mal de Bright peut coexister avec la grossesse ; plus que tout autre, la femme enceinte est exposée à contracter des néphrites qui s'accompagnent d'albuminurie et d'hydropisies. Dans ces cas, les accidents convulsifs qui font partie du cortége symptomatique doivent être rapportés à l'encéphalopathie urinaire et seront très-difficilement distingués de la véritable éclampsie : Bourneville (1) a cherché un moyen de diagnostic entre l'urémie brightique et l'éclampsie dans la marche de la température, qui s'élève progressivement, dans l'éclampsie, jusqu'à la mort, et s'abaisse au contraire dans l'urémie. Chez la femme que nous avons observée, la température, loin de s'élever, est descendue au-dessous de la normale. Une seule observation ne suffit assurément pas pour infirmer les lois de Bourneville; mais nous devons avouer que, dans ce cas particulier, la marche de la température n'apporte aucune lumière dans la question.

Il est un argument capital, insurmontable, à opposer aux partisans

(1) Bourneville, *Recherches cliniques et thermométriques sur les mal. du syst. nerv.* Paris, 1872.

de la théorie qui fait de l'éclampsie une manifestation du mal de Bright : c'est l'existence des *cas d'éclampsie sans albuminurie*. Les faits de ce genre ont été observés; quoi qu'on puisse dire sur l'insuffisance des examens de l'urine et la présence intermittente de l'albuminurie, ils n'en existent pas moins, et on est bien forcé d'admettre que, dans les circonstances où les convulsions ont éclaté sans albuminurie, elles avaient une autre cause que la maladie de Bright. Nous ne saurions accepter l'explication d'Imbert-Gourbeyre, qui, pour tout arranger, admet un mal de Bright sans albuminurie.

Les auteurs qui voient un rapport constant entre l'albuminurie et l'éclampsie placent dans les désordres des fonctions urinaires, *dont l'albuminurie est symptomatique*, le point de départ des accidents. Le rein n'opérant qu'incomplétement l'élimination des matériaux de désassimilation, ceux-ci s'accumulent dans le sang et exercent sur les centres nerveux leur influence toxique ; l'encéphalopathie et les accidents convulsifs en sont la conséquence. L'insuffisance de l'uropoïèse, de la dépuration rénale, étant admise, restait à savoir quel est le poison. Est-ce l'urée ? Est-ce le carbonate d'ammoniaque ? Sont-ce les matières extractives ?

Urémie. — Bostok est le premier qui ait signalé dans l'éclampsie la présence d'un excès d'urée dans le sang ; Christison, en 1839, vérifia le fait; Wilson (1833) créa le mot *urémie*, et considéra l'urée comme le principe toxique dont l'accumulation dans le torrent circulatoire produisait les accidents convulsifs. Après Wilson, Rayer, Rose Cormack (1), ont attribué les phénomènes encéphalopathiques à l'excès d'urée dans le sang. Cette opinion, acceptée avec la plus grande faveur, tant en France qu'en Allemagne, « a joui pendant plusieurs années de l'autorité qui s'attache aux théories scientifiques les mieux établies ; elle n'était pourtant qu'une erreur, et ne put supporter le contrôle de l'expérience.

(1) *London med. Journ.*, 1849.

Et, d'abord, y a-t-il réellement excès d'urée dans le sang des éclamptiques ? Le fait a été infirmé par les analyses de Wurtz et Berthelot (1). Gubler va plus loin; il nie la présence de cette substance, car il prétend posséder trois faits négatifs : « Si, dit-il, l'urée est amoindrie dans l'urine, c'est tout simplement parce que l'albumine, s'y montrant en nature, ne saurait s'y montrer en même temps sous une autre forme. » Mais cela ne prouve pas que le premier principe soit retenu dans le sang, où, d'ailleurs, MM. Devilliers et Regnault ne l'ont jamais constaté. »

Au dire de Jaccoud (2), Parkers et Schottin ont observé, chez des malades atteints d'encéphalopathie, une élimination d'urée au moins égale à la moyenne; et Chalvet assure que l'accumulation de l'urée, chez les urémiques, est une exception fort rare.

L'urée est-elle toxique ? Ségalas (3), Stannius (4), Gallois (5), Brown-Sequard, Claude Bernard, démontrèrent que l'urée ne possède pas les propriétés nocives qu'on lui prêtait. Le savant professeur du Collége de France injecta dans les veines d'un animal une solution concentrée d'urée, et il ne vit se produire aucun accident convulsif, et ses conclusions, tendant à rejeter l'urémie proprement dite comme cause des accidents convulsifs, sont acceptées par tous les savants. Si l'urée était toxique, comment s'expliquerait-on qu'elle puisse s'accumuler à doses massives dans le sang des cholériques sans produire des convulsions. Chalvet soutient même que « l'urée, loin d'être un principe nuisible dont l'économie aurait hâte de se débarrasser, est un diurétique naturel, favorisant l'élimination, par les émonctoires, d'autres déchets moins inoffensifs (6). »

(1) *Dict. encycl.*, art. ALBUMINURIE, cité par Gubler.
(2) *Clinique de la Charité.*
(3) Segalas, *Journal de Magendie*, t. II.
(4) Stannius, *Vierordt's Archiv.*, 1858.
(5) Gallois, *Essai physiologique sur l'urée et les urates.*
(6) Chalvet, *Note sur les altérations des humeurs par les matières extractives,* in *Mémoires de la Société de biol.*, 1867.

Ammoniémie. — Le professeur Frerichs, de Breslau, modifia la théorie de l'urémie, démontra que c'était à tort que l'on mettait sur le compte de l'urée les phénomènes encéphalopathiques ; que ces accidents étaient dus à l'intoxication par le carbonate d'ammoniaque, produit de décomposition de l'urée en présence d'un ferment. Frerichs soutenait que le sel ammoniacal se trouve dans le sang des éclamptiques et dans l'air expiré ; que l'injection de ce même sel dans les vessies d'un animal est promptement suivie de convulsions. Mais quel est ce ferment dont parle Frerichs ? Il est inconnu de tous les savants.

Treitz (1) a voulu consolider la théorie de Frerichs et placer, non dans le sang, mais au niveau de la surface intestinale, le siége de la fermentation ; de là, le gaz ammoniacal pénétrerait par une voie très-directe dans le torrent circulatoire et exercerait sur le système nerveux son influence toxique. En somme, les théories de Frerichs et celle Treitz ont de nombreux points de ressemblance ; elles ne diffèrent que sur le lieu, le siége de la fermentation, qui donne naissance au carbonate d'ammoniaque. Nous pouvons les confondre toutes deux sous le nom d'AMMONIÉMIE, proposé par Jaccoud.

M. Gubler combat victorieusement cette théorie dans son article ALBUMINURIE : « La teinte violacée du sang, inconstante d'ailleurs, s'explique mieux par l'anoxémie que par la présence du sel ammoniacal ; le dégagement d'ammoniaque par l'addition d'un alcali caustique fixe ce produit également avec un sang normal, sans que l'ammoniaque préexiste ; les vapeurs s'épaississant autour d'une baguette trempée dans l'acide chlorhydrique, le bleuissement d'un papier rouge de tournesol placé à l'entrée des voies respiratoires, en admettant qu'il ait lieu toujours, ce qui n'est pas, ne prouvent pas que l'haleine soit chargée d'ammoniaque, car la condensation des vapeurs d'acide chlorhydrique se voit au contact d'un air humide. »

(1) Treitz, *des Affections urémiques de l'intestin*, in *Archiv. génér. de méd.*, 1860.

En outre, Schottin a démontré que l'ammoniaque existe dans l'air expiré, chez beaucoup de sujets ayant la bouche mauvaise, des caries dentaires, les digestions difficiles, l'haleine fétide, parce qu'ils ont négligé les soins de propreté. L'ammoniaque ne se trouve que très-rarement dans l'air expiré ou dans les urines des éclamptiques. Cependant Spiegelberg prétend en avoir constaté quelquefois dans les urines; en eût-il trouvé plus souvent encore, on ne pourrait tirer de ce fait une conclusion rigoureuse, attendu que la présence de l'albumine dans l'urine des éclamptiques et celle du mucus suffisent pour expliquer cette transformation « dans l'intérieur de la vessie. » (Schottin, Ritter.) L'innocuité du gaz ammoniacal, ou du moins son impuissance à produire l'éclampsie, a été mise en lumière par les expériences de Dumas, Lecanu, Claude Bernard; il n'occasionne d'accidents convulsifs qu'à des doses si concentrées, qu'il est difficile d'admettre qu'elles puissent se produire dans le sang. Pour ces diverses raisons, l'idée de Frerichs est aujourd'hui presque généralement abandonnée. Cependant M. Jaccoud, qui accepte si volontiers les théories allemandes, admet l'ammoniémie dans certains cas; il donne même les caractères cliniques de cette variété d'intoxication (1) : 1° absence ou peu de développement de l'œdème; 2° existence de la diarrhée et des vomissements ; 3° sécheresse de la bouche ; 4° diminution de la densité de l'urine.

Urinémie. — L'urée et le carbonate n'étant pas les agents de l'intoxication, Schottin (de Stuttgart) fit remarquer que le sang des éclamptiques doit renfermer d'autres produits de dénutrition. Des analyses comparées lui donnèrent la preuve de l'augmentation dans le sang des urémiques de la quantité des matières extractives. A la suite de ces expériences, les Allemands édifièrent une théorie de l'urémie basée sur la rétention dans le sang de produits azotés insuffisamment éliminés par les reins, dont les principaux étaient la créatine et la créatinine. Schottin lui donna le nom de *créatinémie.*

(1) *Clin. méd. de Lariboisière.* Paris, 1872.

Gubler et Chalvet ont donné à cette théorie l'appui de leur autorité et l'ont appelée *urinémie* ; ce qui signifie, non pas que l'intoxication est produite par l'urine en nature, mais par les nombreux principes destinés à la former. Fournier, disait en 1863 (1) : « On ne saurait plus aujourd'hui soutenir que l'urémie provient de la rétention d'un produit unique. Il y a plus évidemment qu'un seul produit anormal dans le sang de l'urémie ; non-seulement l'urée y existe en excès, mais, de plus, d'autres éléments, dont on n'avait tenu que peu de compte, y sont également accumulés. Challan (2), dans sa thèse inaugurale, s'efforce d'établir le rôle des matières extractives de l'urine ; la créatinine lui paraît surtout devoir être incriminée dans la production des accidents convulsifs.

Aujourd'hui Peter partage cette manière de voir, qu'il appuie sur ses expériences propres et sur celles de Quinquaud, dont les analyses fournissent les résultats suivants :

Sur trois analyses du sang des éclamptiques, au lieu de 6 p. 100 de matières extractives, il trouve une première fois 21 p. 100, 19 une seconde et 18 une troisième fois. Nous savons que, pour M. Peter, la lésion rénale, dans l'éclampsie, est le résultat de l'exagération fonctionnelle ; la femme grosse fait de l'uropoïèse pour deux.

Le rein malade, frappé d'inertie, ne fonctionnant plus, laisse s'accumuler dans l'organisme les matières extractives qu'il a le rôle d'excréter au dehors : « Cette femme grosse ne fait plus d'urine, ne sélecte plus les éléments décomposés qui seront l'urine, et voilà pourquoi elle est sous le coup d'un véritable empoisonnement, d'une *typhisation urinémique*, qui se manifeste, soit par des accès convulsifs, soit par des hémorrhagies abondantes. » Voilà les causes et le mécanisme de l'éclampsie puerpérale.

La théorie de M. Peter est séduisante et l'emporte sur les autres par le nombre de ses adhérents, mais elle suppose toujours des lésions rénales profondes ; or nous avons démontré l'inconstance de ces lésions ;

(1) Th. d'agrég. Paris, 1862.
(2) Th. de Strasbourg. Paris, 1865.

il y a plus : nous avons admis des cas d'éclampsie sans albuminurie qui demeurent, dans la théorie de M. Peter, tout à fait inexplicables; pour se tirer d'embarras, l'auteur en nie l'existence. D'ailleurs, le contrôle expérimental est venu infirmer les conclusions du professeur de Paris. Le docteur Hypolitte a fait des injections d'urine chez des chiens, et dans aucun cas n'est arrivé à produire des convulsions.

Arrivé au terme de cette discussion des diverses théories émises sur la pathogénie de l'éclampsie puerpérale, nous nous voyons obligé de reconnaître que cette question est une des plus ardues et des plus obscures de la pathologie. Aucune explication n'est applicable à tous les cas. D'accord sur le fait probable d'une altération du sang, les auteurs ne s'entendent pas sur la nature de cette altération. Cette altération, *révélée très-souvent par l'albuminurie*, est encore inconnue et paraît liée aux causes multiples qui viennent altérer la nutrition et les fonctions de l'organisme pendant la grossesse. Le sang altéré vient stimuler d'une façon anormale les centres nerveux, qu'il rend plus irritables lorsque les excitations, émanant du système utérin, viennent agir sur lui. Cette même altération s'accompagne de l'état aqueux du sang et facilite, avec les modifications apportées dans l'hydraulique circulatoire, les transsudations séreuses, soit dans le tissu cellulaire, soit dans les centres nerveux.

Avec M. Léon Dumas, nous plaçons l'éclampsie, comme l'œdème, au rang d'un symptôme concomitant et non d'une conséquence de l'albuminurie gravidique. « Il paraît résulter de sa marche qu'elle peut être considérée comme l'expression d'un état général plus grave que celui qui suffit à produire l'albuminurie. »

Nous avons essayé de résumer, dans le tableau suivant, toutes les les conditions pathogéniques des convulsions puerpérales. Cette classification a l'avantage de montrer comment toutes les théories émises par les auteurs peuvent être rapportées aux trois faits qui, de nos jours, sont parfaitement acquis à la science, pour expliquer la pathogénie de l'éclampsie :

1° Altération du sang ; 2° tension intra-vasculaire ; 3° excitabilité réflexe.

CONDITIONS PATHOGÉNIQUES DE L'ÉCLAMPSIE

1° Modification du sang dans sa qualité.

Cette altération est encore inconnue.

THÉORIES

On l'a rapportée à.....................
- Urémie.
- Ammoniémie.
- Urinémie.

Elle est le point de départ des accidents.

2° Modification du sang dans sa quantité (Tension intravasculaire).

Lésions ordinairement secondaires, considérées à tort comme primitives.................

Pléthore
- vraie.— Congestion cérébrale (hémorrhagies).
- séreuse.— Œdème cérébral, lésions diverses.

Anémie........
- Anémie générale.
- Anémie cérébrale.

3° Excitabilité réflexe du système nerveux augmentée.....................................
- Névrose essentielle.
- Névrose par réflexe médullaire.

CHAPITRE VI

DIAGNOSTIC ET PRONOSTIC

En parcourant l'histoire de l'éclampsie puerpérale, nous avons vu qu'elle a été longtemps confondue avec d'autres affections convulsives qui peuvent se montrer au cours de la grossesse ; on trouve plus d'un exemple où l'épilepsie, l'hystérie, le tétanos, la catalepsie, ont été pris pour des attaques d'éclampsie.

De toutes ces affections, l'épilepsie est assurément celle qui, par la similitude des accidents nerveux, peut le plus facilement donner lieu à une méprise. Dans les deux cas, on trouve la même explosion subite des accès convulsifs, avec les deux stades de convulsions toniques et cloniques, perte absolue de l'intelligence et des sens, évacuation involontaire de l'urine, rejet par la bouche d'une écume sanglante, coma consécutif. Durée des accès, identique. Appelé à se prononcer sur la nature des convulsions, le médecin devra asseoir son jugement d'après les considérations suivantes :

La circonstance de l'état puerpéral crée en faveur de l'éclampsie une présomption très-forte. — On devra s'informer de l'état antérieur de la femme et rechercher si, oui ou non, elle était épileptique avant sa grossesse. L'observation des principaux accoucheurs tend à prouver que les accès d'épilepsie diminuent de fréquence pendant la gestation. Tyler-Smith raconte l'histoire d'une femme épileptique qui, ayant eu une attaque immédiatement après le coït fécondant, n'en eut plus pendant toute sa grossesse.

Les accès d'épilepsie sont toujours, ou presque toujours, séparés par un assez long intervalle, un ou plusieurs jours en général ; au contraire, les convulsions puerpérales sont rarement isolées : elles se répètent à de courts intervalles, un quart d'heure, une demi-heure, une heure.

Le cri initial de l'épilepsie manque dans l'éclampsie.

Le coma est de beaucoup plus courte durée dans l'épilepsie que dans l'éclampsie. Après quelques heures, l'épileptique reprend ses sens et rentre dans la vie réelle ; l'éclamptique reste plongée dans un coma profond, interrompu seulement par de nouveaux accès convulsifs. Si, après un jour ou deux, la mort ne vient pas mettre fin à ce triste spectacle, la femme sort de cet état, ayant des idées très-confuses, et l'on s'aperçoit souvent avec étonnement qu'elle a subi une perte singulière de la mémoire. D'après les recherches de Bourneville, une température fébrile accompagne les accès éclamptiques, ce qu'on n'observe pas chez les épileptiques. Enfin l'albuminurie et l'infiltration plaideront en faveur de l'éclampsie ; mais le premier signe ne doit pas être considéré comme ayant une valeur absolue, car la présence de l'albumine est parfois constatée dans l'urine des épileptiques (Sailly) (1).

L'hystérie sera bien plus facilement distinguée de l'éclampsie : les phénomènes hystériques diffèrent essentiellement des convulsions puerpérales ; l'abolition des facultés intellectuelles n'est jamais complète, et les sens acquièrent parfois un degré de finesse inaccoutumé. Le visage n'a jamais cet aspect hideux et menaçant de l'éclamptique ; il réflète les sentiments les plus divers et exprime tour à tour la joie, la colère, l'épouvante, l'amour et la haine. Les mouvements convulsifs sont étendus, désordonnés, accompagnés de soubresauts qui déplacent le corps dans sa totalité, et ressemblent bien peu aux convulsions toniques et cloniques de l'éclampsie, qui secouent la malade sur place.

(1) Th. Paris, 1861.

Enfin d'autres symptômes, qui rappellent les sensations de clou ou de boule hystérique, des scènes de cris bruyants ou de pleurs incoercibles, viennent compléter le tableau de la crise hystérique et lui donner sa physionomie particulière, qu'on ne saurait méconnaître. On se souviendra, d'ailleurs, que les accès hystériques sont relativement rares dans la grossesse, puisque celle-ci est parfois le meilleur remède à cette affection.

Pendant notre internat à l'hôpital de Toulon, nous avons eu l'occasion d'être appelé auprès d'une femme enceinte de sept mois, aux prises avec un accès d'hystérie. Les membres étaient contracturés, et la femme exécutait de temps en temps des mouvements très-étendus et très-énergiques; la face était immobile, les yeux fermés ; un léger sourire dédaigneux effleurait ses lèvres : le mot *hystérie* fut prononcé à voix basse ; le lendemain la malade se plaignit amèrement qu'on eût dit d'elle qu'elle était hystérique, car, dans son esprit, elle attachait à cette expression une signification mauvaise.

On ne confondra pas avec l'éclampsie la catalepsie, car, dans cette singulière affection, les membres conservent la position qu'on leur donne, au mieux celle qu'ils avaient au début de l'accès; ni le tétanos, essentiellement caractérisé par la persistance de la période tonique.

Pendant la période de coma, le diagnostic de l'éclampsie est beaucoup plus difficile, et souvent le médecin devra prudemment attendre l'invasion d'un nouvel accès, qui vient apporter un élément certain de diagnostic. Dans le coma consécutif à l'hémorrhagie cérébrale, il y a ordinairement une résolution plus marquée des muscles d'un côté du corps, et les traces de coups portés sur le crâne éclairent le diagnostic de commotion cérébrale.

Quant au coma de l'ivresse, l'odeur caractéristique de la respiration en révèle l'origine : « Dans tous les cas, dit Depaul, en attendant quelques heures, ces femmes reprennent connaissance, et leurs premières paroles permettent de ne conserver aucun doute sur la cause de leur prostration physique. ».

L'encéphalopathie saturnine s'accompagne d'accidents convulsifs entièrement semblables à ceux de l'éclampsie. Il n'y a pas jusqu'à la fréquente coïncidence du symptôme albuminurie qui ne vienne compléter la ressemblance et obscurcir le diagnostic. Toute distinction serait impossible sans la connaissance des commémoratifs et la constatation de quelques-uns des symptômes concomitants de l'affection plombique.

Pronostic. — Des quatre femmes dont nous rapportons l'observation, deux sont mortes, deux sont guéries. D'après Mme Lachapelle, la moitié des éclamptiques succomberait ; pour Devilliers et Regnault, sur 20 éclampsies, 11 se terminent par la mort, et Brummerstadt a observé, sur 135 cas, 84 guérisons et 81 morts. Les statistiques de M. Depaul fournissent 30 morts sur 132. Parmi ces 50 femmes, 12 succombèrent à des accidents consécutifs, tels que péritonite, fièvre puerpérale, infection purulente.

Cazeaux considère comme funeste l'éclampsie qui débute après l'accouchement, et s'efforce d'établir que les dangers inhérents à l'éclampsie sont subordonnés à la période de l'état puerpéral pendant laquelle elle survient. Contrairement à l'opinion de Cazeaux, M. Depaul pense que les convulsions puerpérales ont une gravité beaucoup plus grande quand elles éclatent pendant la grossesse ou pendant le travail.

L'éclampsie compromet habituellement la grossesse, et la plupart des femmes accouchent prématurément ; dans quelques rares circonstances, la grossesse poursuit son cours après la cessation des accès. Pour expliquer ce travail prématuré, les physiologistes admettent, ou bien la perturbation produite sur les centres nerveux par les convulsions, ou bien l'excitation directe de la fibre musculaire utérine par un sang insuffisamment oxygéné.

De tout temps, les accoucheurs ont admis que l'éclampsie précipitait les phénomènes du travail. On a cherché l'explication de ce fait dans le surcroît d'action, en quelque sorte convulsif, de la matrice, qui participe au désordre musculaire général. M. Bailly s'élève contre cette

manière de voir, et invoque, pour expliquer l'accélération des phénomènes du travail dans l'éclampsie, l'affaiblissement des résistances
normales du périnée, dont les muscles, tombés en résolution dans la
période comateuse, ne s'opposent plus à la sortie rapide l'enfant.

Si le pronostic de l'éclampsie est grave pour la mère, il est encore
plus grave pour l'enfant, dont la mort est causée le plus souvent par
l'influence directe des accès éclamptiques : les troubles profonds ap-
portés à la circulation utérine pendant les paroxysmes retentissent
puissamment sur le fœtus, qui succombe à l'asphyxie. Il arrive aussi
fréquemment que des enfants meurent plusieurs jours avant leur expulsion, ce qui paraît dû à l'action sur l'organisme fœtal du sang de la
mère, vicié dans sa composition. D'une façon générale, on peut dire que
le pronostic de l'éclampsie est d'autant plus grave pour la mère et pour
l'enfant, que la femme est depuis plus longtemps infiltrée et albuminurique, symptômes qui témoignent de l'altération profonde du liquide
sanguin, à laquelle se rattache la production des convulsions puerpérales.

CHAPITRE VII

TRAITEMENT

Nous ferons un exposé sommaire des divers moyens thérapeutiques qui peuvent être utilement opposés à l'éclampsie. Après avoir étudié ces diverses méthodes d'une façon analytique, envisagé isolément chacune d'elles, nous nous demanderons si le diagnostic pathogénique ne peut pas guider le médecin dans l'application des moyens curatifs. « On est forcé de convenir, dit Bailly, que les ressources de la médecine contre cette affection sont encore fort précaires, et que, dans leur application, l'empirisme règne en maître. » Devant cet aveu d'un homme possédant une compétence reconnue, il y a peut-être témérité à soutenir que tout ne doit pas être livré au hasard et à la routine, dans le traitement de l'éclampsie, et qu'il est possible, dans une certaine mesure, par l'étude du mode d'action intime des divers agents thérapeutiques mis en usage, d'instituer une médication rationnelle, basée sur la connaissance des conditions pathogéniques.

Le traitement de l'éclampsie peut se diviser en traitement curatif et traitement préventif. Les moyens curatifs peuvent eux-mêmes être divisés, suivant qu'on s'adresse à la thérapeutique médicale ou chirurgicale.

Traitement curatif médical

Il n'est pas de méthode plus anciennement connue que la saignée. Les accoucheurs de tous les temps ont constaté l'efficacité réelle des émissions sanguines, dans le traitement des convulsions puerpérales. Mauriceau et Baudelocque croyaient que rien ne pouvait remplacer la saignée, et, de nos jours encore, grand nombre de médecins remarquables proclament bien haut les avantages incomparables des émissions sanguines.

La saignée générale est ordinairement faite au pli du coude; d'une exécution facile, elle remédie promptement aux accidents et s'oppose au raptus sanguin considérable que des accès violents et répétés produisent vers les centres nerveux. Le nombre des émissions sanguines est évidemment proportionné à la vigueur des sujets; certaines femmes débilitées ou affaiblies par des hémorrhagies supporteraient mal des saignées trop copieuses. Cependant ces cas sont exceptionnels. « Même chez une femme débile, convalescente, pâle et infiltrée, il ne faut pas, dit Mme Lachapelle, trop réduire la quantité d'évacuation sanguine, et l'on doit s'effrayer plutôt des suites possibles de l'éclampsie que de celles de la faiblesse. »

Depaul conseille les larges saignées du bras chez les éclamptiques, et ne craint pas de retirer jusqu'à 2,000 gr. de sang à une femme vigoureuse. Il cite dans ses *Cliniques* un bien grand nombre d'observations où les malades ne doivent la vie qu'aux saignées répétées. Stoltz, Dubois, Cazeaux, Depaul, Peter, enseignent que la saignée constitue le meilleur mode de traitement.

L'unanimité des praticiens sur l'efficacité réelle de la saignée n'existe plus comme autrefois, depuis qu'on fait jouer un rôle à l'anémie cérébrale dans la production des accidents.

Comment agit la saignée. — On a reproché à ce mode d'intervention de ne pas s'appuyer sur la ptahogénie et d'être un traitement empirique au premier chef. Les auteurs qui ne voyaient dans l'éclampsie qu'un des effets de la congestion cérébrale attaquaient directement la cause de la maladie en pratiquant des émissions sanguines. Mais il est prouvé aujourd'hui que la congestion n'est pas un phénomène primordial, qu'elle est le plus souvent consécutive. Que fait dans ces cas la saignée? Elle conjure les dangers qui proviennent de l'excès de tension du système vasculaire, diminue la congestion cérébro-spinale, s'oppose aux hémorrhagies cérébrales, aux suffusions séreuses dans l'encéphale. Enfin elle soustrait à l'organisme une certaine quantité de sang, dont l'altération est la cause première des accidents; elle enlève une partie du poison qui, charrié par le sang, vient au contact des centres nerveux pour les exciter d'une façon anormale.

Tout autre est l'interprétation du mode d'action de la saignée invoquée par le professeur Peter. Par la saignée, un premier fait physique, c'est une spoliation légère; un deuxième, c'est une contracture vasculaire, une action générale sur le sympathique névro-vasculaire, dont la première manifestation est la pâleur, l'effet extrême la syncope. Ainsi la saignée combat un état congestif du cerveau, diminue l'aspect cyanotique, subasphyxique, du malade. « Mais cet effet qu'a la saignée sur le cerveau, elle l'a semblablement sur le rein : elle le fait pâlir par contracture vasculaire comme par diminution de la masse circulante; et, puisque c'est la congestion rénale qui produit la sérumurie, et la sérumurie l'urinémie, et l'urinémie l'éclampsie, l'anémisation du rein tend à guérir radicalement la malade. »

Après la saignée, il est un autre mode de traitement qui se fait remarquer par son importance prépondérante : c'est la méthode des anesthésiques.

Anesthésiques.—L'utilité du chloroforme dans l'éclampsie est un fait incontestable. Ce traitement, préconisé d'abord par Simpson et Channing, fut adopté par un très-grand nombre d'accoucheurs remarquables; cependant plusieurs médecins distingués ont impitoyablement proscrit le chloroforme du traitement de l'éclampsie. Depaul disait, en 1854, que « ni le raisonnement, ni les faits, ne pouvaient conduire à l'emploi de ce moyen. » Il ajoute dans ses *Leçons cliniques :* « Quoique dix-huit ans se soient écoulés depuis cette expression de ma manière de voir, je n'ai pas changé d'opinion à cet égard. » M. Bonafos, médecin à l'hôpital de Perpignan, ennemi juré des inhalations chloroformiques, nous dit (1): « Le bon sens doit faire rejeter ce moyen. On y a recours avant, pendant et,après l'attaque d'éclampsie : avant l'attaque, la malade est plongée dans le coma ; pendant l'attaque, la respiration ne se fait pas; après l'attaque, il y a menace d'asphyxie. »

M. Bonafos s'exagère singulièrement les dangers de la méthode. D'abord, il n'est pas vrai de dire que le coma précède l'attaque: semblable fait ne s'observe que lorsque les accès se sont reproduits un certain nombre de faits.

Pendant l'attaque, la respiration n'est pas suspendue ; elle est seulement entravée, gênée, par les convulsions musculaires, et c'est précisément dans le but de calmer l'ataxie nerveuse, de diminuer la violence des secousses musculaires, que le chloroforme est administré.

Aux adversaires du chloroforme les partisans de la méthode opposent des faits cliniques qui sont d'éclatants témoignages favorables à la médication anesthésique. Braun élève son admiration pour le chloroforme jusqu'à l'enthousiasme. Les résultats ont dépassé toute attente: 16 guérisons sur 16. Horand (de Lyon) considère le chloroforme comme un véritable spécifique, et prétend que le succès certain est toujours attaché à l'emploi généreux et constant de cet anesthétique. Cette manière de voir est évidemment exagérée, et nous pensons qu'il est permis de mieux apprécier l'action et l'utilité du chloroforme.

Sans doute le chloroforme n'attaque pas la cause initiale de la maladie, le « *fons et origo mali* », l'intoxication qui lui donne très-probablement naissance ; il ne combat qu'un symptôme: il diminue l'excitabilité réflexe des centres cérébro-spinaux, produite soit par le con-tact d'un sang altéré dans sa composition, soit par une cause accessoire, le traumatisme vulvo-utérin et la douleur qui en résulte. Ce n'est donc pas un remède curatif proprement dit, mais un palliatif d'une grande puissance, susceptible d'amener, la sédation générale, de stupéfier les organes révoltés, d'anéantir l'influx nerveux, et par là de supprimer un des dangers de la maladie. Cazeaux a démontré l'inno-

(1) Th. de Maugenest, 1867.

cuité absolue du chloroforme à l'égard de l'enfant. En enrayant les accès, cet agent est au contraire un rempart pour la vie du fœtus, puisqu'il permet à la circulation utéro-placentaire de se faire d'une façon régulière. La chloroformisation la plus complète n'a pas empêché le travail de continuer son cours.

Pour ces raisons et d'après la comparaison de l'opinion des auteurs, nous pensons que le chloroforme peut rendre de grands services dans l'éclampsie, et nous croyons pouvoir formuler à cet égard les conclusions suivantes:

1° Le chloroforme est un médicament excellent dans les attaques d'éclampsie où domine l'exaltation des propriétés excito-motrices des centres nerveux, causée soit par l'altération du sang, soit par la douleur.

2° Il convient d'avoir recours à ce médicament le plus tôt possible.

3° Quant aux règles qui doivent guider dans l'administration du chloroforme, on choisira de préférence, pour commencer l'inhalation, le moment d'agitation qui précède le retour de l'accès.

4° Le chloroforme pourra être administré pendant plusieurs heures.

5° Nous ne voyons de contre-indications à son emploi que dans la profondeur du coma et l'imminence de l'asphyxie. Il est à craindre, dans ces cas, que l'anesthésique « *ajoute son coma à celui de l'attaque* (1).

Évacuants. — Il est bien rare que l'indication des purgatifs, et de préférence des purgatifs drastiques, ne s'impose pas au médecin appelé auprès d'une femme éclamptique. Jaccoud préconise cette méthode et met à son actif des guérisons presque merveilleuses. Le professeur de Paris emploie de préférence l'eau-de-vie allemande à doses élevées, et, dans les cas où les malades seraient dans l'impossibilité d'ingérer des substances médicamenteuses, des lavements purgatifs avec 100 gram. de miel de mercuriale. La pratique de P. Dubois a consacré un mélange de calomel et de jalap à la dose de 0,50 chacun.

(1) Peter, *loc. cit.*

On peut interpréter de plusieurs façons l'utilité des purgatifs: ils agissent en procurant l'expulsion des produits septiques, à la présence desquels paraît se lier l'éclampsie; en second lieu, la sollicitation de la surface intestinale, qui amène toujours une diarrhée séreuse très-abondante, atténue la tendance aux épanchements et produit une action révulsive des plus salutaires.

Il faut citer enfin, pour être complet, parmi les moyens secondaires mis en usage, les bains de vapeur, qui, en activant les fonctions de la peau, amèneraient la sortie par cette voie des déchets organiques qui pourraient exercer une action toxique ; les applications réfrigérantes sur la tête, traitement indiqué lorsqu'un coma profond dénote une forte congestion ou des suffusions séreuses dans l'encéphale, et qui a trouvé un solide appui dans l'autorité de Mme Lachapelle ; les sinapismes, les vésicatoires, qui, en provoquant la douleur, peuvent être cause de nouveaux accès ou produire des eschares, lorsqu'on les oublie trop longtemps; l'opium et ses dérivés, banni par Cazeaux, mais dont les avantages ne paraissent pas douteux pour les médecins allemands.

Traitement chirurgical

« Vider l'utérus aussitôt qu'on peut le faire sans violence» : cette formule de P. Dubois nous paraît résumer, dans sa concision, les principales règles qui doivent guider l'accoucheur dans l'application des moyens chirurgicaux. La méthode qui consiste à hâter l'accouchement, incontestablement utile pour l'enfant, qu'elle soustrait le plus tôt possible aux causes d'asphyxie compromettant son existence, fait cesser, chez la mère, les contractions utérines douloureuses et un état d'excitation nerveuse, bien propre à entretenir les convulsions; en outre, elle diminue cet état de tension du système circulatoire inhérent à la grossesse, et qui constitue un danger immédiat par les lésions diverses qu'elle détermine dans l'encéphale. Sans doute, on ne doit pas tout attendre de la déplétion rapide de l'utérus, puisque bien souvent les convulsions apparaissent pour la première fois après la délivrance, et que, dans un tiers des cas environ, elles ne sont pas supprimées après l'accouchement ; et, d'ailleurs, les excitations portées sur le col ont une influence fâcheuse sur le retour et la marche des accès ; aussi toute intervention opératoire est-elle subordonnée à l'état des orifices du col.

Col dilaté ou dilatable. — Si l'orifice utérin offre un diamètre de 7 à 8 centimètres ; si la souplesse de ses bords permet de supposer qu'il n'offrira pas une résistance trop grande à l'introduction de la main, qu'il pourra subir sans déchirures la sortie de l'enfant ; et si, d'autre part, contrairement à la règle, les phénomènes du travail ne se trouvent pas accélérés par l'éclampsie, l'abstention ne peut être la règle : lorsque dans ces circonstances les accès deviennent plus fréquents, il faut se hâter de terminer l'accouchement, fallût-il pour cela pratiquer quelques incisions sur les bords de l'orifice utérin ; il vaut toujours mieux diviser que déchirer.

Que si, au contraire, le col n'est *ni dilaté, ni dilatable ;* s'il résiste et s'oppose énergiquement à l'introduction de la main, dans ces circonstances, la pratique qui consiste à vaincre de vive force tous les obstacles, à pénétrer quand même dans l'utérus au prix de la dilacération, de la déchirure profonde du col, exposant la femme au retour des paroxysmes convulsifs sous l'influence de la douleur et presque sûrement à une péritonite consécutive, cette pratique nous paraît nuisible et devoir être abandonnée.

S'aperçoit-on que, malgré la fréquence des attaques, les phénomènes du travail n'ont pas commencé, que l'état de la femme s'aggrave, on peut avec avantage solliciter les contractions utérines au moyen de la soude ou de l'éponge préparée.

Traitement préventif. — Peut-on prévenir l'explosion de l'éclampsie chez une femme qui présente vers la fin de sa grossesse, avec l'infiltration et l'albuminurie, les prodromes certains de l'invasion des accès : céphalalgie, agitation, troubles de la vue, douleur épigastrique ?

Presque tous les accoucheurs reconnaissent l'utilité de l'intervention : ici encore on peut s'adresser aux moyens médicaux ou chirurgicaux.

La saignée constitue une thérapeutique préventive possédant une réelle efficacité. Notre Observation II nous offre un exemple des effets vraiment merveilleux qui suivirent immédiatement une légère émission sanguine chez une femme infiltrée, albuminurique et présentant à un degré très-prononcé tous les signes classiques qui caractérisent les prodromes de l'éclampsie. A défaut d'expérience personnelle portant sur des cas nombreux, il faut avouer qu'un fait de ce genre nous paraît de nature à entraîner la conviction et la croyance dans l'efficacité réelle des émissions sanguines ; d'ailleurs, les observations cliniques viennent à l'appui de cette manière de voir. Le professeur Depaul, dans tous les cas où il s'est adressé aux saignées comme traitement préventif, a presque toujours vu diminuer d'intensité les symptômes qui éveillaient sa sollicitude.

Comment agit la saignée. — S'il est vrai que la congestion cérébrale soit consécutive aux accès, la saignée, disent certains auteurs, ne serait pas un traitement assis sur des bases rationnelles, et son emploi ne serait justifié que par l'utilité réelle qu'on en retire dans la pratique. Il faut voir dans la saignée une autre action : c'est, comme nous le verrons plus loin, la soustraction d'une certaine quantité de matériaux toxiques qui peuvent être la cause des convulsions.

Cette action dépurative sur l'organisme, grand nombre d'accoucheurs la demandent aux purgatifs et cherchent ainsi à établir au niveau de la surface intestinale une voie d'élimination pour le principe toxique, quel qu'il soit, qui altère la composition du sang. Les diurétiques eux-mêmes peuvent agir dans le même sens, en activant la fonction rénale ; ils éliminent des déchets toxiques accumulés dans l'organisme. On devra apporter la plus grande prudence dans l'emploi de ces derniers moyens, en songeant à l'état congestif du rein, si fréquent dans ces cas ; les diurétiques pourraient souvent aggraver la lésion.

L'idée de provoquer l'accouchement, chez une femme menacée d'é-
clampsie, avant l'apparition de tout phénomène de travail, est acceptée
par des hommes éminents. M. Tarnier s'en est constitué le défenseur.
Il suppose le cas d'une femme en imminence d'éclampsie, chez laquelle le travail commencerait spontanément d'une façon prématurée ;
assurément cette dernière circonstance paraîtrait favorable à la majorité des accoucheurs. » Ceci admis, ajoute Tarnier, on sera bien près
d'accepter l'accouchement provoqué.

M. Depaul objecte à Tarnier qu'il n'y a aucune assimilation à établir
entre le travail qui se déclare spontanément et celui qu'on provoque
artificiellement. Le travail provoqué demande, pour être mené à bonne
fin par des contractions utérines régulières, un temps ordinairement
beaucoup plus long ; les moyens mis en usage, douches vaginales, di-
latateurs, excitateurs, entraînent avec eux des inconvénients dont la
femme peut avoir à souffrir ; et, si l'on songe que beaucoup d'albuminuriques infiltrées, chez lesquelles on peut craindre l'apparition de
l'éclampsie, accouchent ensuite spontanément et sans accidents, ce
n'est pas sans hésitation qu'on se décidera à porter sur le col des excitations et des irritations, qui comportent parfois de grands dangers.

Inidcations thérapeutiques tirées de la pathogénie

Nous avons étudié séparément les divers moyens thérapeutiques
dirigés contre l'éclampsie, et, chemin faisant, nous avons cherché à
nous rendre compte du mode d'action de chacun d'eux et des opérations intermédiaires par lesquelles le résultat final est obtenu.

Est-il possible de régler l'application de ces moyens d'après les indications pathogéniques ?

Nous avons établi, dans l'étude que nous avons faite de la pathogénie de l'éclampsie, que trois éléments la constituent essentiellement :
l'altération du sang, qui prime tous les autres, qui est le point de départ de tous les phénomènes ; la tension intravasculaire et l'augmentation de l'excitabilité réflexe.

Ces trois éléments peuvent se combiner entre eux dans des proportions variées, et l'un d'eux prendre une prédominance tellement grande qu'il masque tous les autres. Qu'il s'agisse, par exemple, de tension intravasculaire, et immédiatement les phénomènes les plus apparents seront les congestions ou les œdèmes; ainsi s'expliquent les théories erronées sur la pathogénie des convulsions puerpérales.

Au point de vue clinique, ces formes ne sont pas toujours facilement reconnaissables. Si une femme en travail est prise de convulsions après des contractions très-douloureuses; si elle n'a jamais eu ni œdèmes, ni albuminurie, il est probable que l'excitabilité réflexe exagérée est l'élément prédominant. (Obs. III et IV.)

Supposons, au contraire, une éclamptique depuis longtemps albuminurique, dont les urines sont rares et très-denses, l'infiltration généralisée, les suffusions séreuses abondantes : ici la tension vasculaire crée des dangers immédiats.

Enfin un troisième type nous est offert par l'éclamptique albuminurique à urines assez abondantes, mais très-peu denses; dont les œdèmes sont moins développés que dans le cas précédent; les accès éclatent avant tout phénomène de travail et persistent après l'accroissement. Voilà la forme toxique.

Contre cette dernière, que peut la thérapeutique? Puisqu'il y a un poison dans l'organisme, il faudrait un contre-poison que nous ne connaissons pas. La saignée est encore le meilleur moyen pour enlever une partie des matériaux toxiques; les évacuants peuvent aussi, en provoquant une abondante diarrhée, déterminer l'élimination par la voie intestinale d'une certaine quantité de matières septiques. Dans ces cas, l'accouchement prématuré, administration du chloroforme, sont absolument sans résultats, car l'intoxication du sang persiste quand même.

La seconde forme réclame l'emploi des évacuants énergiques, des purgatifs drastiques, qui produisent une spoliation aqueuse, diminuent la tendance aux congestions, aux épanchements séreux. Combiné à la saignée, ce moyen combat également bien la toxémie et la tension intravasculaire.

La terminaison rapide de l'accouchement est suivie des plus heureux effets.

Les évacuants et la saignée sont des moyens inutiles et même nuisibles dans l'éclampsie, où domine l'excitabilité réflexe. Celle-ci sera souvent terminée par l'achèvement du travail, qui met fin à la douleur, et le plus souvent elle sera traitée avec succès par les agents dépresseurs de l'excitabilité encéphalique, chloroforme, chloral, etc.

« Les théories exclusives, dit Jaccoud, sont erronées, et les notions pathogéniques sont les seules bases d'un traitement vraiment médical ; en dehors de ces principes, il n'y a qu'incertitude, routine et succès de hasard. »

CONDITIONS PATHOGÉNIQUES	MÉDICATIONS
Altération du sang. Cette altération est encore inconnue; on l'a rapportée à… { Urémie. Ammoniémie. Urinémie.	Saignée. Évacuants (purgatifs, lavements) diurétiques. Bains de vapeur ?
Modification du sang dans sa quantité : Lésions ordinairement secondaires, considérées à tort comme primitives. Tension extra-vasculaire.	Accouchement. Saignées. Évacuants.
Excitabilité réflexe exagérée.	Anesthésiques, dépresseurs de l'excitabilité encéphalo - médullaire. **Bannir la saignée.**

Observation Ire

Résumé d'une observation de Léon Dumas. (Thèse d'agrégation.)

Albuminurie, éclampsie. — Guérison. — Primipare. — Albuminurie gravidique avec hémorrhagie.—Signes de néphrite aiguë. — Amélioration sous l'influence du régime lacté. — Reprise des accidents après sa cessation.—Éclampsie.—Accouchement prématuré. — Enfant mort. — Céphalalgie et amblyopie consécutives guéries par le sulfate de quinine.—Guérison.

.La nommée Hortense B..., âgée de vingt-deux ans, célibataire, cuisinière, originaire de l'Ardèche, entre à la Clinique d'accouchements de Montpellier le 24 septembre 1879. Constitution bonne, bien conformée. Rien comme antécédents. Réglée pour la première fois à quatorze ans ; menstruation régulière, s'accompagnant ordinairement de quelques douleurs lombaires. État moral fâcheux au sujet de sa grossesse.

Est enceinte pour la première fois ; les dernières règles se sont montrées le 28 décembre 1878. La grossesse s'est accompagnée des particularités suivantes: de temps en temps, épistaxis peu abondantes ; palpitations en montant les escaliers; leucorrhée légère. Face légèrement bouffie ; un certain degré d'anémie. Les caractères fournis par l'examen et le toucher semblent indiquer une grossesse de sept à huit mois; elle serait au neuvième, d'après les dires de la malade. Les urines présentent un léger nuage albumineux.

Le 4 octobre. — La malade se plaint de douleurs de reins qui ont apparu avant-hier, douleurs s'irradiant vers le creux épigastrique ; vomissements cette nuit. Pas d'œdème des membres inférieurs. — Bouillon et lait.

Le 4 au soir. — De 9 h. du matin à 4 h. de l'après-midi, 350^{cc} d'urine fortement albumineuse. Il y a peu d'œdème aux membres inférieurs. La douleur lombaire a augmenté cette après-dîner. Les envies de vomir ont disparu.

Le 5. — Se sent mieux. A moins souffert cette nuit du côté des reins et de l'épigastre. N'éprouve rien du côté de la tête ; œdème des jambes presque imperceptible. Urines, 730^{cc} de 5 h. du soir à 9 h. du matin. Au microscope, quelques leucocytes et de grosses cellules épithéliales allongées et à noyau. Pas de *tubuli*. Quantité considérable d'albumine.

Le 6. — Beaucoup mieux ; urines louches, moins d'albumine. — Lait, deux litres.

Le 7. — L'amélioration persiste ; un peu de bouffissure de la face, insomnie. Urines mousseuses, même quantité d'albumine. —Lait, 2 litres ; chiendent nitré et digitale (0,18). Eau de Sedlitz.

Le 8. — Réclame à manger. Peau sèche et chaude ; urine plus claire. Albumine, idem. Donner un grand bain et faire suer dans des couvertures de laine.

Le 9 et le 10. — L'urine contient beaucoup moins d'albumine. Pilules avec scille et digitale. Sur les instances de la malade, quelques aliments sont permis.

Le 12. — Urines très-troubles. Albumine, idem.

Le 21. — Prise subitement dans la nuit de douleurs lombaires se propageant vers l'épigastre ; céphalalgie, vomissements bilieux fréquents et fatigants ; langue rouge. L'enfant remue. Urines pour la nuit, 1,320ᶜᶜ albumine : 1 gr. 23 par litre. — Potion de De Haën.

A 11 heures et demie du matin, première attaque d'éclampsie.

Midi et demi: deuxième attaque suivie de coma, avec respiration stertoreuse. La connaissance revient peu à peu. Facies altéré, souffrant.

Le col utérin est mou, presque effacé, central et élevé; céphalalgie, épigastralgie ; pas d'œdème aux membres inférieurs.

Le 6. — Attaques nouvelles dans la journée.

6 h. du soir : peau un peu froide ; utérus en rétraction permanente. Vomissements verdâtres, mêlés de sang. Col entr'ouvert.

Cinq sangsues à chaque apophyse mastoïde, continuées une par une. Potion purgative; chloroforme.

9 heures soir: quatre nouvelles attaques moins fortes. La malade reprend connaissance dans l'intervalle; elle se sent moins fatiguée. Utérus toujours en rétraction. Le col admet l'index, qui est retiré couvert de sang.

11 heures trois quart : treizième attaque.

Le 22, 2 heures un quart du matin : quatorzième et dernière attaque. La malade est tombée de son lit à droite.

7 heures du matin : dilatation complète. L'enfant est expulsé à 7 heures et demie. La délivrance se fait naturellement ; pas d'hémorrhagie ; l'utérus, un peu endolori, revient sur lui-même. L'enfant est mort-né.

Une heure après midi: céphalalgie; langue entamée, douloureuse; pas de miction; douleur utérine.

3 heures du soir: très-calme. La sonde amène 426ᶜᶜ d'urine, contenant 0.40 environ d'albumine.

Le 23. — Calme. Urine de la nuit, 525ᶜᶜ. Albumine, de 0,30 à 0,40. — Lavement purgatif.

Le 24. — Urines moins foncées, 1300ᶜᶜ dans les 24 heures; albumine, 0,25. — Bouillon et vin.

Soir. — Chaleur ; brûlure au pied causée par une boule d'eau chaude qu'elle n'a pas senti pendant l'attaque.

Le 23. — Grande fatigue. Albumine ; traces imperceptibles.

Le 26. — Vive douleur du côté du rein gauche.

Le 27. — La douleur occupe la partie médiane et inférieure de la région lombaire ; insomnie causée par une névralgie à la tempe gauche. Seins tendus et douloureux.

Urines, 1500cc, renfermant 0,25. Céphalalgie, amblyopie.

Le 29. — 1 gr. de sulfate de quiquine.

Le 30. — *Id.*

Le 31. — Encore quelques frissons cette nuit; amaigrissement notable, surtout marqué à la face, qui n'est plus bouffie. Appétit exigeant.

A partir de ce moment, tous les accidents disparaissent définitivement. La malade est soumise à un régime tonique. La plaie du pied ne tarde pas à se cicatriser. Les forces reviennent peu à peu ; la face se colore, et, à partir du 9 novembre, jour où Hortense peut rester levée, la guérison est complète et définitive.

Observation II

Résumé d'une observation de Budin. (Thèse de Léon Dumas.)

Primipare: albuminurie; éclampsie pendant la grossesse. — Guérison. — La grossesse continue l'enfant étant vivant. — Régime lacté. — Diminution considérable de l'albumine. — Etat mental particulier. — Accouchement d'un enfant vivant. — Pas de nouvelles attaques d'éclampsie. — Guérison.

S..., Eugénie, dix-neuf ans, primipare, née à Paris, entre à la Clinique d'accouchements le 30 août 1877.

Pendant toute la durée de sa grossesse, elle est bien portante; elle n'a eu que deux fois des vomissements.

Le 30 août, elle a quelques douleurs lombaires et un saignement de nez assez abondant. Elle entre à l'hôpital.

Elle se réveille deux fois le matin en saignant du nez ; puis, quelque temps après, elle vomit du sang noir qu'elle a sans doute avalé. Pas d'œdème des membres inférieurs. Position de l'enfant: O. I. G. A.; tête engagée profondément.

Le 7 septembre, elle se plaint d'une céphalalgie locale et limitée. Vers 2 heures, elle perdit par les parties génitales une certaine quantité de liquide un peu roussâtre.

Dans la matinée du 8, elle a eu deux attaques, une à 5 heures 20 et l'autre à 6 heures 30. Il en survient une à 8 heures, à laquelle assiste M. Budin: c'est une attaque d'éclampsie nettement caractérisée. La femme s'était plaint de céphalalgie et de troubles de la vue.

10 heures. Quatrième attaque : durée, deux minutes. T. vag., 37°2.

L'urine, examinée à 10 heures, contient une certaine quantité d'albumine.

De midi à 1 heure trois quarts, la malade dort d'un sommeil tranquille.

2 heures : nouvelle attaque. On fait inhaler du nitrite d'amyle. T. vag., 37°6.

2 h. 23 : nouvel accès, agitation, coma. A 2 h. 50 la malade s'endormit.

3 h. 23 : nouvel accès, sans période tonique bien marquée. Sept minutes plus tard, nouvel accès. M. Budin fait respirer du nitrate d'amyle. Pâleur de la face ; la période des convulsions cloniques dure quatre minutes.

A 4 h. 40, neuvième attaque. Durée : 2 minutes.

A 4 h. 45, dixième attaque. Durée : 5 minutes.

Ces accès ne paraissent ni enrayés, ni modifiés par le nitrite d'amyle.

A 6 heures, on constate qu'il n'y a aucun commencement de travail et que l'enfant est toujours vivant.— T. vag., 38°.

M. Charpentier, arrivé à 8 h. 43, supprime nitrite d'amyle et ordonne, dans le cas où les attaques reviendraient, trois lavements contenant chacun 4 grammes de chloral pour vingt-quatre heures.

9 h. 20 : onzième attaque.

9 h. 36 : douzième attaque. Lavement avec 4 grammes de chloral.

9 septembre, 6 h. 5. — Treizième attaque à 6 h. 20. Lavement au chloral. La malade avait toute sa connaissance. Beaucoup d'albumine dans les urines. — A 6 h. soir, temp. vag., 38°1.

La malade va bien ; enfant vivant ; moins d'albumine dans les urines.

10 septembre. — La vue est redevenue parfaitement nette. Régime lacté ; le soir du même jour, les urines contiennent 18 p. 1000 d'albumine.

Le 11, alb., 8 p. 1000. — Le 12, alb., 8 p. 1000.

Le 13, alb., 3 p. 1000. — Le 14 alb., 2 p. 1000.

Le 15.— Mange en cachette. — Le 16, alb., 9 p. 1000.

Le 17, alb., 3 p. 1000. — Le 19, alb., 2 p. 1000.

Le 20, alb., 1,8 p. 1000 — Le 23, alb. 0,5.

Des modifications remarquables sont survenues dans le caractère de la femme: elle est devenue acariâtre, bizarre; et, comme folle, elle fut soumise à une surveillance active.

Le 22, à 6 heures du matin, les premières douleurs apparurent. — A 3 heures du soir, le col était complétement effacé. Position O. I. G. A. — A 11 heures, rupture spontanée des membranes.

Le 23, à 3 heures du matin, l'accouchement se termine : enfant du sexe fémïnin ; pèse 2,560 grammes.

Interrogée après son accouchement, la malade a des lacunes dans la mémoire ; elle ne se souvient pas d'avoir eu des attaques ; elle se rappelle encore moins les actes excentriques qu'elle a commis. Après sa délivrance, elle se sent tout à fait changée. Son caractère a repris toute la douceur et l'aménité qu'on lui connaissait avant ses attaques.

CONCLUSIONS

1° Il existe une affection convulsive propre à la femme enceinte, en travail ou récemment accouchée, qui n'est ni l'épilepsie, ni l'hystérie, ni le tétanos, et qu'on désigne sous le nom d'*éclampsie* ou *convulsions puerpérales*.

2° L'éclampsie ne doit être attribuée ni à la congestion cérébrale, ni à l'anémie, ni à une altération matérielle des centres nerveux, ni à une névrose.

3° Elle coexiste *le plus souvent* avec l'albuminurie.

4° L'albuminurie gravidique reconnaît un grand nombre de causes qui peuvent être classées en : accidentelles, dyscrasiques, mécaniques et organiques.

5° Il n'existe aucun rapport de cause à effet entre l'albuminurie et l'éclampsie. Pour un grand nombre d'auteurs, l'albuminurie révèle l'insuffisance de l'uropoïèse ; l'éclampsie serait une manifestation de l'intoxication de l'organisme par les matières excrémentitielles. Quel est ce poison ? L'urée, le carbonate d'ammoniaque ou les matières extractives de l'urine.

6° L'existence de l'éclampsie sans albuminurie doit faire rejeter tout rapport constant et invariable entre ces deux symptômes. On peut observer l'albuminurie sans éclampsie et l'éclampsie sans albuminurie. Ces deux symptômes relèvent d'un même état général, comme les œdèmes eux-mêmes, d'une altération encore inconnue du sang, liée souvent au désordre de la fonction urinaire, mais souvent aussi à la perversion des fonctions nutritives pendant la grossesse. Cette altération du sang s'accompagne de tension intravasculaire, en même temps que les centres nerveux deviennent plus impressionnables aux excitations réflexes émanant de l'appareil génital, et surtout de l'utérus.

Ces trois éléments essentiels (altération du sang, tension vasculaire, excitabilité réflexe) constituent des sources précieuses d'indications, au point de vue de l'application des moyens curatifs.